医院呼吸道病毒性传染病防控体系

Prevention and Control System of Respiratory Viral Infectious Diseases in Hospitals

主 编 韦铁民

U0311549

科学出版社

北京

内 容 简 介

　　本书介绍了综合性医院在呼吸道病毒性传染病疫情防控方面，探索和建立闭环管理、科学防控、精准施策的工作机制，主要从构建防控组织架构、制订防控管理制度、完善防控工作流程、制订防控应急预案和强化防控演练五个方面介绍医院的应急防控体系建设。每一项制度、每一个流程和防控实践方案都经过实战考验，是一本实用性强、信息密集、可复制、可借鉴使用的指导用书。

　　本书可作为医院机构管理人员的指导用书，也可作为临床医学、预防医学、公共卫生事业人员疫情防控的参考用书。

图书在版编目（CIP）数据

医院呼吸道病毒性传染病防控体系 / 韦铁民主编 . —北京：科学出版社，2021.10
ISBN 978-7-03-069851-3

Ⅰ . ①医⋯ Ⅱ . ①韦⋯ Ⅲ . ①呼吸道传染病毒－防治 Ⅳ . ① R373.1

中国版本图书馆 CIP 数据核字（2021）第 192421 号

责任编辑：高玉婷 / 责任校对：张　娟
责任印制：赵　博 / 封面设计：龙　岩

科 学 出 版 社 出版
北京东黄城根北街 16 号
邮政编码：100717
http://www.sciencep.com

三河市春园印刷有限公司　印刷
科学出版社发行　各地新华书店经销
*
2021 年 10 月第 一 版　开本：787×1092　1/16
2021 年 10 月第一次印刷　印张：12 1/2　插页：1
字数：300 000
定价：89.00 元
（如有印装质量问题，我社负责调换）

编 者 名 单

主　编　韦铁民

副主编　曾春来　邵初晓

编　委　（按姓氏笔画排序）

叶健晓	冯小红	兰　频	吕丽华	吕耀军
刘向阳	纪建松	苏艾华	李　莉	杨　杰
吴丽仙	吴曙霞	何登伟	陈美芬	武蓉珍
郑荣宗	赵志钢	施建英	骆松梅	徐丽英
涂韶松	黄亦良	黄跃金	赖俊美	虞作春
廖彩霞	潘红英	潘锋君	潘群婕	魏以新

主编简介

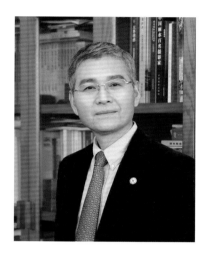

韦铁民　主任医师（正高二级岗），丽水市中心医院院长，从事医院管理20余年，担任院长15年，重视医院管理的理念创新和体系建设，其医院管理理念、方法和经验得到省内外医院管理专家的广泛认可，曾获"浙江省有突出贡献中青年专家""中国医师奖""亚洲医院年度行政总裁奖""全国医院建设工程管理奖""最具领导力中国医院院长""全国劳动模范""全国优秀科技工作者""全国十佳医院基建管理院长"等荣誉，享受国务院政府特殊津贴。

副主编简介

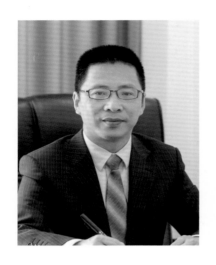

　　曾春来　博士研究生，主任医师，丽水市中心医院副院长，先后获"全国卫生系统先进工作者""浙江省151人才工程第二层次人才""浙江省卫生高层次创新人才""丽水市中青年专业技术拔尖人才""丽水市优秀科技工作者""丽水市特级绿谷名医"等荣誉。长期从事公共卫生疾病的防控工作，重视公立医院公共卫生体系的建设，倡导提高公立医疗机构中突发公共卫生事件预防控制能力。以第一作者/通讯作者发表SCI论文30余篇，国内核心期刊论文50余篇。

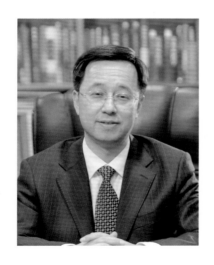

　　邵初晓　主任医师（正高二级岗），丽水市中心医院党委书记，享受国务院政府特殊津贴，曾获"全国卫生系统先进工作者""全国青年岗位能手""浙江省优秀医师奖""浙江省十大杰出青年岗位能手""丽水市突出贡献专家""丽水市普外科首席专家"等荣誉。先后主持各级科研项目9项，参与33项，获省医药卫生科技奖等各类成果奖8项，获国家发明专利3项，发表论文130余篇（SCI18篇），出版医学及管理专著6部（主编3部、副主编3部）。

前　　言

对于医院呼吸道病毒性传染病防控来说，建立和完善制度、健全应急管理体系、补齐公共卫生短板、提升储备供应效能、强化法治保障、提高社会治理能力和服务群众的能力无疑十分重要且迫切。

丽水市中心医院作为呼吸道病毒性传染病定点救治医疗机构，承担疫情防控救治任务，在丽水市科学技术局的支持下，医院牵头承担了疫情防控科技攻关专项——"区域医疗机构呼吸道病毒性传染病应急响应体系建设"，探索构建区域医疗机构的应急防控体系。在医院领导、职能科室、临床科室和全体医务人员的共同努力下，通过完善组织架构建立集中统一高效的领导指挥体系，建立健全工作制度、工作流程，全面落实人员培训，强化应急演练和应急能力建设，严肃工作纪律，强化督查考核等方面的内容，构建了符合实际工作需求和新时代公共卫生发展需求的应急响应体系。实践证明，我院在摸索中构建的应急防控体系在防控工作中取得了较为明显的成效，圆满完成了疾病防控与救治工作。在此基础上，我们着手高标准建设浙西区域烈性传染病救治基地。为及时整理和总结我院防控工作中的经验和成果，我们组织一线专家编写了本书，旨在为全院职工提供工作规范，为其他医院在呼吸道病毒性传染病防控工作中提供借鉴和参考。

本书多角度全方位介绍了呼吸道病毒性传染病防控内容，每一项制度、每一个流程和防控实践方案都经过实战考验，是一本实用性强、信息密集、可复制、可借鉴使用的工具书，可作为医院机构管理人员的指导用书，也可作为临床医学、预防医学、公共卫生事业从业人员疫情防控的参考用书。

参加本书编写的有医院呼吸道病毒性传染病防控专家、临床方面的学术骨干和有丰富管理经验的职能部门负责人等，正是由于他们无私的奉献精神、踏实的工作作风和细致严谨的工作态度，才保质保量地保证了本书的如期出版，在此对他们致以衷心的感谢。由于呼吸道病毒性传染病的复杂性和多变性，涉及编写人员较多，撰稿时间较短，相关防控指南也在不断完善，因此，书中难免存在疏漏和不足之处，望广大读者不吝指正。

丽水市中心医院　院长

韦铁民

2021年5月

目　　录

第一章

医院呼吸道病毒性传染病防控组织架构

为有效应对医院呼吸道病毒性传染病，保障人民群众生命和财产安全，做到早发现、早报告、早隔离、早治疗，降低院感风险，规范医务人员行为，明确部门工作职责，建立健全防控组织架构，成立医院呼吸道病毒性传染病领导小组，下设呼吸道病毒性传染病医疗救治（专家）小组、呼吸道病毒性传染病防控与宣教小组、呼吸道病毒性传染病后勤保障小组、呼吸道病毒性传染病防控督导小组、呼吸道病毒性传染病员工健康监测小组、呼吸道病毒性传染病舆情应对和处置小组共6个工作组。

医院呼吸道病毒性传染病防控领导小组

组　长： 院长、党委书记。

副组长： 分管公共卫生、院感、门诊、急诊、医务、护理、采购、设备、总务副院长。

成　员： 党政综合办主任、组织人事处处长、宣传统战处处长、纪检监察室主任、医务处处长、护理部主任、院感科科长、感染科主任、门诊办主任、急诊医学科主任、公共卫生科科长、检验科主任、采购中心主任、药学部主任、设备处处长、总务处处长。

秘　书： 医务处处长。

职　责： 负责制订医院呼吸道病毒性传染病防控应急方案、动员部署、培训、人员物资调配、督查等。

1.呼吸道病毒性传染病医疗救治（专家）小组

组　长： 分管医疗副院长。

副组长： 医务处处长、感染科主任、呼吸科主任。

成　员： 院感科、感染科、呼吸科、急诊医学科、重症医学科、中医科、药学部、检验科、放射科、超声医学科等相关科室专家。

职　责： 负责呼吸道病毒性传染病临床诊断与鉴别诊断、救治、危重症抢救等。

2.呼吸道病毒性传染病防控与宣教小组

组　长： 分管健康教育副院长。

副组长： 公共卫生科科长、健康教育科科长。

成　员： 院感科、发展处、护理部、门诊部、急诊医学科、宣传统战处相关科室负责人。

职　责： 负责制订及落实呼吸道病毒性传染病预防与控制措施、流程及监测报告和宣教等相关工作。

3.呼吸道病毒性传染病后勤保障小组

组　长： 分管后勤保障副院长。

副组长： 分管采购、基建副院长。

成　员： 总务处、设备处、采购中心、药学部、基建科、宣传统战处、膳食科等相关科室负责人。

职　责： 负责防控救治必需的各类物资（包括总务类物资、医疗设备、医疗器械及耗材、药品等）供应，确保后勤物资保障。

4.呼吸道病毒性传染病防控督导小组

组　长： 党委书记。

副组长： 纪委书记。

成　员： 分管纪检监察室、组织人事处、宣传统战处、医务处、护理部、质管处、院感科、公共卫生科副院长。

纪检组： 纪委书记、纪检监察室主任及成员。

职　责： 负责监督①岗位职责落实情况；②各类疫情防控物资使用情况，防止防控物资的贪污、截留及不合理过度使用等情况；③各种防控制度措施、规定及医院应急领导小组会议纪要的落实。

医务组： 医务处处长及科员。

职　责： 负责督导医疗系统防控知识培训、防控诊治和流程落实。

质管组： 质管处处长及科员。

职　责： 负责督查发热门诊、门急诊及病房的诊疗质量，特别是与防控工作相关的病历书写和诊疗规范。

护理组： 护理部主任及科员。

职　责： 负责督导护理系统防控知识培训、防控诊治和流程落实。

院感组： 院感科科长及科员。

职　责： 负责督导全院医务工作人员、外包工作人员、患者及家属的院感防护。

公卫组： 公共卫生科科长及科员。

职　责： 负责传染病疫情上报，留观患者信息和居家医学观察对象信息的上报，配合疾控中心流行病学调查采样和密接人员处置，全院员工和住院患者发热情况追踪，职业暴露登记和随访，疫苗接种工作的落实。

5.呼吸道病毒性传染病员工健康监测小组

组　长： 分管组织人事副院长。

副组长： 组织人事处处长。

成　员： 组织人事处、护理部、教育培训处、保卫科、外包公司等相关部门负责人。

职　责： 负责做好医院工作人员健康监测管理，每日对收集的数据进行梳理归类分析，信息监测有异常情况及时报告公共卫生科和分管领导，同时根据需要收集数据上报。

6.呼吸道病毒性传染病舆情应对和处置小组

组　　长：分管宣传统战副院长。

副组长：宣传统战处处长。

成　　员：宣传统战处、党政综合办等相关科室负责人。

职　　责：负责做好网络舆情收集、研判、监管，及时妥善做好舆情应对，统一口径、统一内容、统一按规定程序对外发布等有关工作。

（邵初晓　苏艾华）

第二章

医院呼吸道病毒性传染病防控管理制度

第一节 医院呼吸道病毒性传染病预防相关管理制度

一、工作人员健康监测管理制度

1. 目的

   贯彻省市有关决策部署，落实好呼吸道病毒性传染病防控工作要求，做到精准摸排、精准施策，掌握医院工作人员情况，有效提高防控工作的主动性、科学性、有效性，确保全院工作人员身体健康和生命安全，确保医院诊疗工作安全有序地开展。

2. 范围

   全院所有在岗工作人员，包括住培人员、进修生、实习生、本院合同工、劳务派遣人员及外包公司员工（保洁员、运送员、保姆、保安、超市工作人员等）。

3. 定义

   根据上级行政主管部门文件要求，结合本院实际，对医院工作人员健康监测进行有效管理。

4. 职责

   4.1 组织人事处：负责做好呼吸道病毒性传染病流行期间本院职工（编内外正式工、合同工、劳务派遣人员等）"钉钉"健康打卡的管理，主要内容涉及职工每日体温状况、有无咳嗽等呼吸道症状、健康码监测情况、职工在岗情况及职工家属流动摸排情况等。每日对收集数据进行梳理归类分析，及时通知未打卡人员补打卡，对打卡率不高的科室进行反馈督促，将信息监测有异常的情况及时报告公共卫生科和分管领导，同时根据需要收集数据上报。

   4.2 公共卫生科：负责做好体温异常或有呼吸道症状等人员的跟踪管理工作，直到这类人员健康监测正常；负责做好外地回来职工特别是中高风险地区返回职工的跟踪管理工作，并形成登记记录。

   4.3 护理部：负责外包公司员工（保洁员、运送员、保姆等）的健康监测（是否有发热、乏力、咳嗽等症状，是否绿码，有无外出），并形成登记记录。

   4.4 教育培训处：负责医院住培生、进修生、实习生等人员的健康监测（是否有发热、乏力、咳嗽等症状，是否绿码，有无外出），并形成登记记录。

4.5 保卫科：负责保安等人员的健康监测（是否有发热、乏力、咳嗽等症状，是否绿码，有无外出），并形成登记记录。

4.6 纪检监察室：负责每日查看监控及现场督察，如发现未规范佩戴口罩及其他不遵守医院呼吸道病毒性传染病防控管理规定者，每次扣罚当事人100元。

4.7 各部门（科室）：负责本科室所有职工的健康监测管理工作，科室负责人督促职工每日做好"钉钉"健康打卡，第一时间通知未及时打卡人员；对于有体温异常情况的人员第一时间上报公共卫生科。

4.8 职工：各岗位工作人员除上班外，应减少不必要的外出，避免前往中、高风险地区所在城市，出省、出市严格落实请假报告制度。医务人员要带头树立"公民是自己健康第一责任人"的理念，若出现发热、乏力、咳嗽等症状，须做到第一时间报告、第一时间处置、第一时间隔离。

5. 标准

5.1 所有工作人员及时完成每日"钉钉"健康打卡，如实填写身体健康状况。

5.2 所有进入医院的工作人员进出各卡口时主动配合卡口管理，做好个人防护，日常规范佩戴口罩，注意手卫生。

5.3 若有发热（体温≥37.3℃）或呼吸道症状者，严格按照《医院工作人员健康监测处置流程》处置。

5.4 科室负责人若不履行管理职责，造成公共卫生不良事件，将追究责任。

5.5 健康监测工作是做好疫情防控的基础性工作，职工要充分认识健康监测工作的重要性，以高度责任感落实好监测工作。对瞒报、漏报、迟报、发现异常不报等造成严重后果的行为，按照医院有关规定严肃处理。

6. 流程

医院工作人员健康监测处置流程（附件）

7. 表单

无。

8. 相关文件

《外出人员请假审批制度》（现代医院内部管理制度）

（曾春来　李　莉）

附件：医院工作人员健康监测处置流程

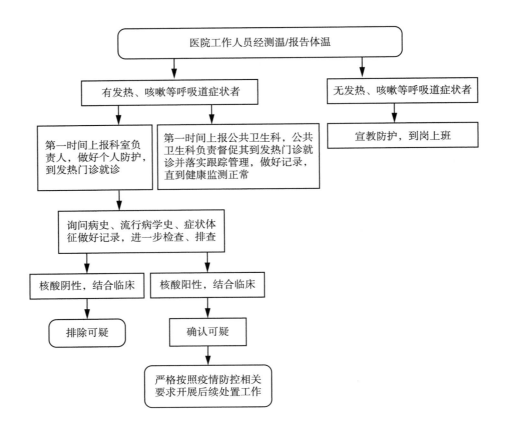

二、医院重点场所、重点环节环境监测制度

1. 目的

进一步做好呼吸道病毒性传染病防控工作，降低医疗机构院感风险，及时发现疫情隐患。

2. 范围

发热门诊、门诊部、入院准备中心、急诊医学科、放射科、采购中心、总务处、保卫科、膳食科。

3. 定义

无。

4. 职责

4.1 领导小组：负责制订重点场所环境监测和重点环节监测制度方案并组织实施。

4.2 重点科室（发热门诊、急诊医学科、门诊、入院准备中心、放射科、总务处、采购中心、保卫科、膳食科等）：负责定期采集重点区域标本送检，并有记录。

5．标准

5.1　重点场所环境监测

5.1.1　采集重点区域的墙面地面、门窗玻璃、织物表面、治疗床栏、卫生间台面及医疗器械设备表面等部位的样本，进行核酸检测，每周样本量不少于100份，尽量避免集中、突击采样。

5.1.2　重点科室每周持专用就诊卡到入院准备中心开检查单（必须备注采集部位），采样后送检验科。

5.2　重点环节监测

5.2.1　按照传染病传播途径，对潜在感染源或感染途径采集样本，进行核酸检测，每周样本量不少于70份。每周持专用就诊卡到入院准备中心开检查单（必须备注采集部位），采样后送检验科。

5.2.2　采样方法

5.2.2.1　食品表面拭子样本：食品样本不可直接进行采集，应当首先将拟采集的食品小心分离，并存放于洁净采样袋，之后再进行拭子样本的采集。要求用病毒采样管中的病毒保存液，充分浸润采样棉签后，对拟采集食物样本的表面重复涂抹、刷洗3次以上。

5.2.2.2　物品表面拭子样本。要求用病毒采样管中的病毒保存液，充分浸润采样棉签后，对拟采集物体表面重复涂抹3次以上。

5.3　健康监测信息的上报工作由公共卫生科负责，做好详细登记采样和检测信息，包括采样时间、采样对象或采样地点、样本来源、份数、检测结果、报告时间、登记报告人等。要及时做好结果上报及后续调查处置工作，若病毒核酸检测结果为阳性，检验科应第一时间汇报公共卫生科、医务处、分管院长，公共卫生科在规定时间内上报上级部门，严禁迟报、瞒报。

6．流程

无。

7．表单

无。

8．相关文件

8.1　《关于加强医疗机构医务人员及环境健康监测的通知》（浙卫办发函〔2020〕11号）

8.2　《关于加强医疗机构医务人员及环境健康监测的通知》（丽卫函〔2020〕633号）

（曾春来　吕丽华）

三、返岗人员管理制度

1．目的

全面落实"外防输入、内防反弹"的总体防控策略，健全常态化防控体系，加强返岗人员管理，确保不发生医院内感染。

2．范围

全院所有在岗工作人员，包括住培人员、进修生、实习生、本院合同工、劳务派遣人员、外来工作人员。

3. 定义

根据上级文件和通知要求，对全国中高风险地区或按规定要求严密防控的人群对象进行返岗前防控管理。

4. 职责

4.1 组织人事处：根据上级部门及医院疫情领导小组要求做好疫情防控期间返岗人员的相关动态管理，根据要求及时下发通知、收集数据并上报主管部门。

4.2 各科室：根据有关规定和要求及时上报返岗职工的相关信息，包括全院未返岗人员去向、已返岗人员人数及体温监测结果、居家留观或集中隔离人数、国（境）外返回情况等。

4.3 各科室指定一名联络员，根据疫情防控需要落实好居家观察对象的管控措施及其他相关工作。

4.4 定点留观、集中隔离、居家监测的人员不得回院上班。

4.5 各科室需对在国（境）外就学、工作、旅行的职工进行全面排摸、上报。有国（境）外及国内中高风险地区返回的，由科室负责人负责落实并提前2天向组织人事处报告，组织人事处提前1天向上级部门报告并按有关规定隔离，实行持续动态管理。

4.6 疫情防控期间，根据工作量和工作强度弹性排班。因工作需要返岗上班的人员需按规定做好个人防护和医学观察，科室做好登记并上报公共卫生科。科室收治患者数较少的，应减少返岗上班人数。未正常返岗上班的人员，可申请年休等法定假，有补休的可先安排补休，法定假或补休不足的，按事假申请休假，月考勤中注明假期类别及时间。

4.7 严肃工作纪律，强化监督检查，切实做到严防严控。返岗人员自觉遵照相关规定，做到有责、负责、尽责。

5. 标准

5.1 所有工作人员上班前必须测体温，进出各卡口主动出示健康码，做好个人防护，日常规范佩戴口罩，注意手卫生。

5.2 若有发热（体温≥37.3℃），应立即向科室负责人报告，并尽快离开工作岗位，做好个人防护，到发热门诊就诊；同时，科室需立即电话上报公共卫生科，并在OA（办公系统）组织人事处"工作人员体温监测日报表"中上报实时信息。

5.3 科室负责人若不履行管理职责，造成公共卫生不良事件的，将追究相应责任。

6. 流程

无。

7. 表单

无。

8. 相关文件

《关于规范人员流动管理的通知》（丽控办〔2020〕27号）

（纪建松　陈　莉）

四、核酸采样管理制度

1. 目的

加强医院呼吸道病毒性传染病防控管理，明确各部门工作职责，确保院、内外核酸采样工作的有序开展。

2. 范围

全体工作人员。

3. 定义

无。

4. 职责

　4.1　医务处：负责对接隔离点，收集需采核酸人员信息，安排医生开核酸采样检查单。

　4.2　护理部：负责对护士进行核酸采样操作及生物安全箱使用的培训、考核，组建核酸采样队，负责采样质量的监管及采样人员的调配。

　4.3　院感科：负责对核酸采样人员、救护车驾驶员、标本运送人员、检验人员进行防护的培训、考核，并对防护要求和采样环境要求进行监管。

　4.4　检验科：负责完成标本检测工作并根据部门要求及时上传、打印检测报告单。

　4.5　公共卫生科：负责监管核酸采样的结果，对核酸采样情况进行监管、数据上报。

　4.6　工作人员：认真履行岗位职责，做好个人防护，按时完成核酸采样工作。

　4.7　呼吸道病毒性传染病防控工作小组：负责全院工作人员核酸采样工作的协调、组织安排。

5. 标准

　5.1　隔离点核酸采样

　　5.1.1　医务处根据各隔离点提供的隔离人员名单，安排医生开出核酸采样检查单。

　　5.1.2　护理部根据采样人数安排核酸采样人员，根据核酸采样时间要求，随救护车去隔离点采样。

　　5.1.3　采样人员的防护，戴医用防护口罩（N95）、护目镜/防护面屏，穿防护服，戴双层乳胶手套、穿防水靴套。

　　5.1.4　采样前核对受检者身份信息，包括受检者姓名、身份证号、居住地址、联系方式。

　　5.1.5　采样人员准备好用物，按采样流程进行采样，单人单管，将采集好的标本管放在标本袋中，每袋装一份标本，标本袋外用75%乙醇或0.2%含氯消毒剂喷洒消毒，把标本袋直立装在生物安全箱内，标本在室温中放置不超过4小时。

　　5.1.6　采样结束后，采样人员由救护车送回医院，并把标本送到检验科，和检验科人员做好交接，对生物安全箱进行终末消毒备用。

　5.2　入院准备中心核酸采样

　　5.2.1　所有住院患者及陪护在入院前按疫情防控要求进行核酸检测。

5.2.2 患者及陪护持住院单、医保卡/就诊卡、身份证，到入院准备中心开核酸检测单。

5.2.3 采样间环境要求：独立空间、具备通风条件，清洁区、污染区划分明确，配备手卫生设施或装置，等候区域独立，"1米线"间隔，严控人员密度。

5.2.4 采样人员按要求做好个人防护，戴医用防护口罩（N95）、护目镜/防护面屏，穿隔离衣，戴乳胶手套。

5.2.5 采样人员对受检者身份信息进行核对，包括受检者姓名、出生年月日。

5.2.6 采样过程同5.1.5。

5.2.7 告知患者及陪护获取检验结果的时间及途径。

5.2.8 标本运送人员戴医用口罩及乳胶手套，将生物安全箱内标本送到检验科，和检验科人员交接，并对生物安全箱进行终末消毒备用。

5.3 工作人员核酸采样

5.3.1 呼吸道病毒性传染病防控领导小组根据文件要求确定全院所有工作人员核酸检测的频次，重点岗位如发热门诊、门急诊预检分诊、核酸采样、入院准备中心、检验科核酸检测、感染科、呼吸科、监护室的医务人员，隔天或每周1次核酸采样；其他医务人员及行政后勤人员每1～2周1次核酸采样。

5.3.2 避免采样时人员聚集，呼吸道病毒性传染病防控领导小组制订全院工作人员核酸采样工作安排表，内容包括采样时间、采样科室、采样人数、采集地点。

5.3.3 科室对需要核酸采集的工作人员名单进行核对，体检中心打印检验条码，按核酸采集工作安排表完成核酸采样。

5.3.4 采样点环境要求同5.2.3。

5.3.5 采样人员防护要求同5.2.4。

5.3.6 采样人员信息核对同5.2.5。

5.3.7 采样人员准备好用物，按采样流程进行采样，工作人员健康监测核酸采样采取10合1管混采，采集好的标本管放在标本袋中，标本袋外用75%乙醇或0.2%含氯消毒剂喷洒消毒，把标本袋直立装在生物安全箱内，标本在室温中放置不超过4小时。

5.3.8 采样结束后由运送人员把标本送到检验科，和检验科人员做好交接，对生物安全箱进行终末消毒备用。

5.4 健康（愿检尽检）人群核酸采样

5.4.1 健康人群包括返乡人员、健康体检人员及有核酸检测需求的正常人群。

5.4.2 返乡人员在医院微信公众号预约挂号栏内直接点击"返乡人员核酸采样检测点"进行预约开单，根据本人预约时间到返乡人员核酸采样点进行采样；也可以直接到返乡人员核酸采样点现场排队采样。

5.4.3 健康体检团队可以在医院微信公众号体检预约栏内预约，进行核酸采样。

5.4.4　健康体检个人持医保卡/就诊卡、身份证，到体检中心开单，进行核酸采样。

5.4.5　采样点环境要求同5.2.3。

5.4.6　采样人员防护要求同5.2.4。

5.4.7　采样人员信息核对同5.2.5。

5.4.8　采样过程同5.1.5。

5.4.9　标本运送同5.2.8。

6．流程

6.1　隔离点核酸采样流程（附件一）

6.2　入院准备中心核酸采样流程（附件二）

7．表单

无。

8．相关文件

8.1　《关于调整隔离医学观察人员解除隔离有关事项的通知》（丽控办〔2020〕64号）

8.2　《关于进一步精准实施防控工作的通知》（省疫情防控办〔2021〕35号）

（陈美芬　周晓霞）

附件一：隔离点核酸采样流程

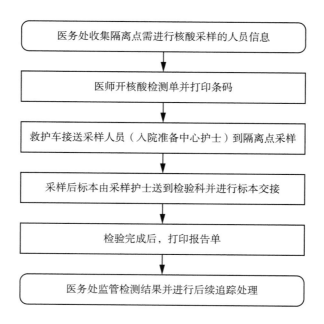

附件二：入院准备中心核酸采样流程

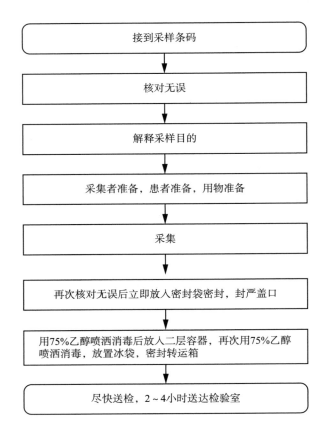

接到采样条码

↓

核对无误

↓

解释采样目的

↓

采集者准备，患者准备，用物准备

↓

采集

↓

再次核对无误后立即放入密封袋密封，封严盖口

↓

用75%乙醇喷洒消毒后放入二层容器，再次用75%乙醇喷洒消毒，放置冰袋，密封转运箱

↓

尽快送检，2~4小时送达检验室

五、密接人员处置管理制度

1. 目的

   及时发现医院呼吸道病毒性传染病密接人员、快速处置、精准管控，及时发现散发病例和聚集性疫情，切实维护人民群众生命安全和身体健康。

2. 范围

   全院。

3. 定义

   3.1 密切接触者：疑似病例和确诊病例症状出现前2天开始，或无症状感染者标本采样前2天开始，与其有近距离接触但未采取有效防护的人员。

   3.2 密切接触者的密切接触者（以下简称密接的密接）：密切接触者与病例或无症状感染者的首次接触（病例发病前2天或无症状感染者标本采样前2天至被隔离管理前的这段时间内，密切接触者与病例或无症状感染者的第一次接触）至该密切接触者被隔离管理前，与密切接触者有共同居住生活、同一密闭环境工作、聚餐和娱乐等近距离接触但未采取有效防护的人员。

   3.3 一般接触者：与疑似病例、确诊病例和无症状感染者在乘坐飞机、火车和轮船等同一交通工具、共同生活、学习、工作及诊疗过程中有过接触，但不符合密切接触者判定原则的人员。

4. 职责

无。

5. 标准

5.1 对于密切接触者和密接的密接，联系市防控办，送至集中隔离点进行医学观察。

5.2 对于仍在住院的密切接触者和密接的密接，应当转至感染科隔离病房，严格密切观察，半自理及无自理能力的，由指定人员进行护理，有基础疾病的人员和老年人不能作为陪护人员。

5.3 如确实无法进行集中隔离医学观察，可在社区医务人员指导下采取居家医学观察。

5.4 一般接触者要做好登记，并进行健康风险告知，一旦出现发热、干咳、乏力、腹泻等症状，要及时就医。

6. 流程

密接人员院内处置流程（附件）

7. 表单

无。

8. 相关文件

8.1 《中华人民共和国传染病防治法》（2013年修正）

（吕耀军 黄跃金）

附件：密接人员院内处置流程

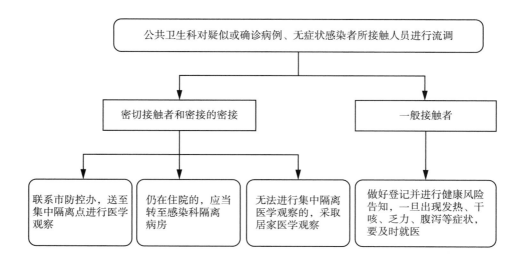

六、传染病报告制度

1. 目的

进一步加强对医院呼吸道病毒性传染病的早发现、早报告、早隔离、早治疗，及时控制病情蔓延，保障公众健康。

2. 范围

全院。

3. 定义

3.1 疑似病例：有流行病学史中的任何1条，且符合临床表现中任意2条。无明确流行病学史的，符合临床表现中任意2条，同时特异性IgM抗体阳性（近期接种疫苗者不作为参考指标）；或符合临床表现中的3条。

    3.1.1 流行病学史

        3.1.1.1 发病前14天内有病例报告社区的旅行史或居住史。

        3.1.1.2 发病前14天内与呼吸道病毒性传染病的患者或无症状感染者有接触史。

        3.1.1.3 发病前14天内曾接触过来自有病例报告社区的发热或有呼吸道症状的患者。

        3.1.1.4 聚集性发病［2周内在小范围如家庭、办公室、学校班级等场所出现2例及以上发热和（或）呼吸道症状的病例］。

    3.1.2 临床表现

        3.1.2.1 有发热和（或）呼吸道症状等相关呼吸道病毒性传染病的临床表现。

        3.1.2.2 具有呼吸道病毒性传染病影像学特征。

        3.1.2.3 发病早期白细胞总数正常或降低，淋巴细胞计数正常或减少。

3.2 确诊病例：疑似病例同时具备以下病原学或血清学证据之一者。

    3.2.1 核酸检测阳性。

    3.2.2 未接种疫苗者特异性IgM抗体和IgG抗体均为阳性。

4. 职责

4.1 临床医师：负责传染病疫情上报。

4.2 公共卫生科：负责传染病上报审核和网络报告。

5. 标准

5.1 诊断原则：结合上述流行病学史、临床表现、实验室检查等进行综合分析，做出诊断。核酸检测阳性作为确诊的首要标准。未接种疫苗者特异性抗体检测可作为诊断的参考依据。接种疫苗者和既往感染者，原则上抗体不作为诊断依据。

5.2 报告内容：临床医师诊断的疑似或确诊病例。

5.3 报告要求：责任疫情报告人及时填写"传染病报告卡"，要求信息真实、有效，卡片中各项内容准确、完整，不得有空项、漏项。报告卡备注以下内容：病案号、接触史、旅行史、交通工具等，何时返回，病例如何发现（自行就医、集中隔离、居家隔离、卡口发现、其他等）。

5.4　报告时限和程序

5.4.1　呼吸道病毒性传染病为乙类按甲类管理传染病，医院应第一时间上报主管领导，2小时内完成病例上报上级主管部门。

5.4.2　责任疫情报告人应先电话报告公共卫生科，然后在规定时间内按要求完整填写并上报"传染病报告卡"。

5.4.3　公共卫生科负责审核卡片的及时性、准确性和完整性，对项目填写不全、存在逻辑错误等的报告卡，经核实补充完整后再录入"中国疾病预防控制信息系统"内的"传染病报告信息管理系统"中。

5.4.4　公共卫生科接到医师报告后需立即电话报告当地疾病预防控制中心。

6.　流程

无。

7.　表单

无。

8.　相关文件

8.1　《中华人民共和国传染病防治法》（自2013年6月29日起实施）

8.2　《全国传染病信息报告管理工作技术指南（2016年版）》（中国疾病预防控制中心）

8.3　《传染病信息报告管理规范（2015年版）》（国卫办疾控发〔2015〕53号）

（曾春来　吴利花）

七、空调运行管理制度

1.　目的

加强空调运行管理，防止呼吸道病毒通过空调系统传播。

2.　范围

全院空调系统。

3.　定义

无。

4.　职责

空调管理人员应了解本院空调通风系统的类型、新风来源和供风范围，并定期进行清洗消毒，定期对空调进行空气检测。

5.　标准

5.1　新风系统的管理

5.1.1　空调通风系统为全空气系统：应当关闭回风阀，采用全新风方式运行。

5.1.2　空调通风系统为风机盘管加新风系统，应当满足下列条件。

5.1.2.1　应当确保新风直接取自室外，禁止从机房、楼道和天棚吊顶内取风。

5.1.2.2　保证排风系统正常运行。

5.1.2.3　对于大进深房间，应当采取措施保证内部区域的通风换气。

5.1.2.4　新风系统宜全天运行。

5.1.3　空调通风系统为无新风的风机盘管系统（类似于家庭分体式空调）：应当

开门或开窗，加强空气流通。

5.2　空调通风系统的清洗和消毒

5.2.1　发热门诊每周一、三、五早上将进出风风口消毒一次。

5.2.2　感染病区、急诊室和急诊化验室每周二早上将进出风风口消毒一次。

5.2.3　门急诊大楼和体检中心各科室每月第一周将进出风风口消毒一次。

5.2.4　外科大楼各病房和科室每月第二周将进出风风口消毒一次。

5.2.5　内科楼和直线加速器楼的各病房和科室每月第三周将进出风风口消毒一次。

5.2.6　行政大楼、食堂、教学楼等以上未提及的所有区域内的各科室每月第四周将进出风风口消毒一次。

5.3　管理要求

5.3.1　新风采气口及其周围环境必须清洁，确保新风不被污染。

5.3.2　加强对全院风机盘管的凝结水盘、冷却水的清洁消毒。

5.3.3　如遇有疑似、确诊呼吸道病毒性传染病病例，立即关闭涉及区域的所有空调系统，等待进一步消毒，并得到疾控中心指导确认后方可重新运行。

5.3.4　可使用250～500mg/L含氯（溴）消毒液或二氧化氯消毒液，进行喷洒、浸泡或擦拭，作用时间10～30分钟。对需要消毒的金属部件选用季铵盐类消毒剂。

6.　流程
无。

7.　表单
无。

（黄亦良　刘向阳）

八、会议管理制度

1.　目的
防控呼吸道病毒性传染病，保障医院安全、合理、高效地举办各类继教班、学术会议、行政会议。

2.　范围
在医院呼吸道病毒性传染病防控高发期间举办的全院各类会议均适用。

3.　定义
无。

4.　职责

4.1　教育培训处：对各类学术会议及继教班举办进行统一管理。

4.2　党政综合办：对各类行政会议举办进行统一管理。

4.3　防控督导小组：负责对会议的管理落实情况进行定期督查、反馈、整改。

5.　标准

5.1　呼吸道病毒性传染病防控高发期间会议遵循"非必要不举办"原则，严格控制会议人数和规模，减少开会频次，缩短会议时间，提倡采取视频的形式召开。确实需要召开的会议，50人以上的聚集性会议活动应当制订防控方案，原则上室内会议人数应控制在300人以内。

5.2 举办科室应在会议开始前2周开展风险评估,对风险评估提出的防范措施应及时跟踪落实。

5.3 会场座位摆放尽量增加间距,参会人员保持安全社交距离,严格落实佩戴口罩的规定。

5.4 会议场所须提前配备必要的防疫设备和用品,包括消毒药械、口罩、手套、非接触式温度计、洗手液,以及足够的洗手设施、免洗手消毒液或感应式手消毒设备、干手纸、垃圾桶等。

5.5 所有人员进入会议或活动场所均需核验健康码并测量体温,绿码测温正常者方可出入。

5.6 会议或活动期间尽量保持自然空气流通,优先采用开门、开窗等自然通风形式,会场每日按规定频次消毒,会议室在会前应至少通风半小时,必要时开启排风扇等抽气装置以加强室内空气流动。

5.7 落实错峰就餐、增设物理隔离、分餐等措施,控制就餐时的人员聚集。

5.8 会议举办科室要宣传引导参加人员遵守"一米线"、勤洗手、戴口罩、使用公筷公勺等卫生规范,打喷嚏、咳嗽时用纸巾或肘臂遮挡,不随地吐痰、不乱扔垃圾,活动期间不扎堆、减少聚集等。

6. 流程
   无。

7. 表单
   无。

8. 相关文件
   无。

（曾春来 杨伟斌）

九、冷链食品生产经营制度

1. 目的
   规范落实防控主体责任,切实加强"人防"与"物防"工作,保障食品及从业人员安全。

2. 范围
   膳食科。

3. 定义
   无。

4. 职责
   4.1 全科室员工:严格执行本制度。

   4.2 科室负责人:拟订制度并提交相关职能部门审核;对正式发布的制度做全科室员工培训,并督促制度落实。

5. 标准
   5.1 建立上岗员工健康登记制度。

5.1.1 建立上岗员工健康卡，新员工上岗前接受核酸检测。

5.1.2 员工日常健康监测，设置食品生产经营区域入口测温点，落实登记、测温、消毒、查验健康码等防控措施，实行"绿码"上岗制。若出现发热、干咳、乏力等症状，立即主动报告，并及时就医。健康员工进行"零"报告。

5.2 外来人员登记与管理

尽可能减少外来人员进入生产经营区域，确需进入的，需询问所在单位、健康状况、接触疫情发生地区人员等情况，通过登记、测温等措施并按照要求做好个人防护（如佩戴口罩等），方可进入。车辆进出时，门卫值班员、工作人员和司机应当避免不必要的接触。

5.3 从业人员卫生要求

5.3.1 做好个人防护。从业人员工作期间正确佩戴口罩、手套并穿工作服上岗。工作服保持干净整洁，定期清洗，必要时消毒。佩戴一次性手套，如有破损立即更换，且在更换间隙及未戴手套时洗手。避免防护用品的二次污染，在进行非食品相关活动（如用手打开/关闭门和清空垃圾箱）后，必须更换手套。特殊岗位（生鲜宰杀、分割车间等）的从业人员除工作服外，按防护要求穿戴防水围裙、橡胶手套等。

5.3.2 注意个人卫生。打喷嚏、咳嗽时用纸巾遮住口鼻或采用肘臂遮挡。不随地吐痰，擤鼻涕时注意卫生。尽量避免用手触摸口、眼、鼻。

5.3.3 加强手卫生。在处理货品时，或双手触碰过货架、扶手等公用物体时，要及时用洗手液或肥皂在流动水下洗手，或用速干手消毒剂揉搓双手。

5.4 装卸储运过程防控要求

5.4.1 装卸工人卫生要求。除做好个人一般卫生要求外，搬运货物前应当穿戴工作衣帽，一次性使用医用口罩或一次性医用外科口罩、手套等，必要时佩戴护目镜或面屏，避免货物表面频繁接触体表。特别是装卸来自国内外呼吸道病毒性传染病疫情高风险区冷链食品时，要全程规范戴好口罩，穿戴防水围裙、橡胶手套等。避免货物紧贴面部、手触摸口鼻，如果搬运过程中发生口罩破损，应当立即更换。

5.4.2 货物源头卫生管理。对于国内外冷链食品，应当配合相关部门对食品及其包装进行采样检测。应当主动向供应商索取相关食品安全和防疫检测信息，认真做好每批食品的进货查证验货，依法如实记录并保存食品及原料进货查验、出厂检验、食品销售等信息，保证食品可追溯。记录和凭证保存期限至少为产品保质期满后6个月，没有明确保质期限的，保存期限不少于2年。

5.4.3 对来自呼吸道病毒性传染病疫情高风险地区（国家）的冷链食品原料和半成品，入库前应当对其外包装进行严格、有效的消毒。

5.4.4 用于搬运冷链食品原料或半成品的工器具（如转运箱、勺子、钳子等），每次使用完毕后应当及时清洗和消毒。

5.4.5 加强库内存放管理，冷链食品堆码应当按规定置于托盘或货架上。冷链食品应当按照特性分库或分库位码放，对温湿度要求差异大、容易交叉污染的冷链食品不应混放。应当定期检测库内的温度和湿度，库内温度和湿度应当满足冷链食品的储存要求并保持稳定。定期对仓库内部环境、货架、作业工具等进行清洁消毒。

5.4.6 对来自国内外疫区经检测受到呼吸道病毒性传染病污染的食品原料、半成品，应当按照规定处置。

5.5 生产加工设备及环境要求

5.5.1 设备及器具。生产加工前、加工后使用的器具应当分开放置并妥善保管，避免交叉污染。对生产加工后（或生产加工过程必要时）的所有设备和器具，应当进行有效的清洗和消毒，并确保选用的清洁消毒程序和消毒剂能够有效杀灭呼吸道病毒性传染病病毒。

5.5.2 环境。加大对冷链食品原料和半成品加工处理各环节环境、即食和熟食食品各生产环节环境、储存冷库等高风险区域的消毒频次，生产加工过程中、生产完毕后需对环境进行彻底清洁和消毒，特别应当加强对生产加工过程中人接触的各种操作台面、接触面/点（如门把手、开关、器具把手、电话、厕所等）、人流密集环境的清洁和消毒。

5.5.3 对于各种肉类、水产品、蛋制品等富含蛋白质和脂肪的食品，由于易在接触物体表面形成污垢不易清除，为提高消毒效果、最大限度地减少消毒剂的使用量、缩短消毒剂与物体表面的作用时间，对于所有肉类、水产品、蛋制品等富含蛋白质及脂肪的食品所接触的容器具、设备或环境物体表面，必须进行彻底清洁之后方可消毒。

5.6 其他防护措施

5.6.1 提供清洁消毒液。为员工和进出餐饮区域的消费者提供洗手液或免洗消毒液。

5.6.2 防止交叉污染。生、熟食品分开加工和存放，处理未熟制食品的工器具应当经过充分消毒后才可盛放或加工熟食。

5.6.3 避免非必要的身体接触。鼓励移动非接触式支付等。

5.6.4 保持空气流通，室内应当经常开窗通风。

5.7 相关区域的应急处置措施

5.7.1 对于健康状况异常人员的应急处置。冷链食品生产经营相关区域一旦发现病例或疑似呼吸道病毒性传染病的异常状况人员，必须实施"内防扩散、外防输出"的防控措施，配合有关部门开展流行病学调查、密切接触者追踪管理、疫点消毒等工作，并对该人员作业和出现的区域及其加工的冷链食品进行采样和核酸检测。如有空调通风系统，则同时对其进行清洗和消毒处理，经评价合格后方可重新启用。根据疫情严重程度，暂时关闭工作区域，待疫情得到控制后再恢复生产。按照呼吸道病毒性传染病疫情防控要求，做好切断传播途径、隔离密切接触者等措施，同时按规定处置污染物。

5.7.2 发现核酸检测阳性样品的应急处置。一旦接到有呼吸道病毒性传染病核酸检测阳性样品的通知，应当迅速启动本单位应急预案，根据要求在专业人员的指导下，及时对相关物品和环境采取应急处置。对相关物品进行临时封存、无害化处理，对工作区域进行消毒处理，对可能接触人员及时开展核酸检测和健康筛查等措施。物品在未处理前，应当保持冰箱、冰柜、冷库等冷冻冷藏设备正常运行，以防止物品腐败变质及可能的污染物扩散。相关物品处理时，应避免运输过程溢洒或泄漏。参与相关物品清运工作的人员应当做好个人防护。

6．流程

无。

7．表单

冷链物品接收登记表（附件）。

8．相关文件

8.1　《浙江省入境物品预防性消毒技术指引》（浙卫发函〔2020〕117号）

8.2　《中华人民共和国食品安全法》（2015修订）

8.3　《中华人民共和国食品安全法实施条例》（2016修订）

（吴丽仙　魏　晔）

附件：冷链物品接收登记表

冷链物品接收登记表					
日期	货品名称	供应商	质检报告	送货者	收货者

十、安全就餐管理制度

1．目的

规范落实防控主体责任，切实加强"人防"与"物防"工作，保障就餐人员及从业人员生命安全和身体健康。

2．范围

膳食科。

3．定义

无。

4. 职责

4.1 膳食科：负责保障患者及本院职工多种膳食的设计、制备与供应，确保食品安全。

4.2 医院职工及外来用餐人员：就餐时注意个人卫生，配合膳食科错峰就餐、分散就餐等工作安排。

5. 标准

5.1 严格落实科室员工健康监测

5.2 从业人员卫生要求

    5.2.1 做好个人防护。从业人员工作期间正确佩戴口罩，穿工作服上岗。工作服保持干净整洁，定期清洗，必要时消毒。佩戴一次性手套，如有破损立即更换，且在更换间隙及未戴手套时洗手。避免防护用品的二次污染，在进行非食品相关活动（如用手打开/关闭门和清空垃圾箱）后，必须更换手套。

    5.2.2 注意个人卫生。打喷嚏、咳嗽时用纸巾遮住口鼻或采用肘臂遮挡。不随地吐痰，擤鼻涕时注意卫生。尽量避免用手触摸口、眼、鼻。

    5.2.3 加强手卫生。窗口售卖前或打餐分装前，及时用洗手液或肥皂在流动水下洗手，或用速干手消毒剂揉搓双手。

5.3 执行餐前检查

    5.3.1 食堂入口处安装红外线自动测温设备，进行餐前测温检查，落实戴口罩、测温、查验健康码等防控措施。

    5.3.2 初测体温异常者不得进入餐厅，应立即通知点位职守人员进入观察区进行2次体温复测，复测合格可正常进入餐厅。复测不合格立即向疫情防控工作小组报告并通知所在科室进行处置。

    5.3.3 安排工作人员或志愿者在餐厅门口职守，维护餐厅进入秩序，请排队就餐人员保持间隔1米以上距离，提醒佩戴口罩。

5.4 用餐管理

    5.4.1 餐前洗手。就餐时加强个人卫生，各餐厅提供洗手液、擦手纸，张贴"七步洗手法"宣传牌。

    5.4.2 错峰用餐。各餐厅全部开放，并延长供餐时间，就餐者可分时段错峰用餐。若餐厅人员过于密集，为了就餐者的身体健康，餐厅将启动限流措施，就餐者应理解并配合。

    5.4.3 安全就餐。提醒就餐者选餐时戴口罩、少交流，保持距离；选座时不扎堆、按标示入座，分散就座；就餐时低头吃、不聊天，快速就餐；用完餐戴好口罩，将餐具带至餐具回收处，快速离开。

    5.4.4 鼓励自带餐具。鼓励就餐者自带餐具，减少堂食人数，病区或办公楼内设置便于饭菜加热的微波炉等设备并做好加热设备的清洁消毒。

    5.4.5 鼓励打包带走。各餐厅准备足量的一次性餐具和食品级塑料袋，鼓励就餐者打包带走，建议就餐者不重复使用一次性餐具。严格检查餐厅使用的一次性餐具是否符合食品安全相关要求。

    5.4.6 实行分散就餐。在食堂周边区域设置临时就餐点，划定就餐位置，实行单人单桌单向就餐。餐厅内实行排队购餐、取餐、就餐按照既定路线单向流动，餐厅志愿者负责维护秩序。

5.4.7　提供集中送餐。鼓励行政职能系统、临床系统、门急诊系统等集中订餐，餐厅根据订餐情况提供送餐服务。

5.5　食品安全管理

5.5.1　各餐厅售卖处设有防止飞沫（说话的唾液、咳嗽、打喷嚏所致）、灰尘、蚊蝇等污染的设施；出售的食品不得无保护暴露；疫情期间暂停自助餐、免费汤粥等服务项目；暂停凉菜、凉面等类食品的销售，仅提供熟食。

5.5.2　各餐厅暂停提供公用调料，盛放已消毒的公用筷子、汤勺的容器不得摆放于餐厅，应在购餐时由售卖员逐一发放，暂停自由取用。

5.5.3　公用餐具使用前严格清洗消毒保洁，备餐区摆放时设有防止飞沫、灰尘、蚊蝇等污染的措施。

5.5.4　售卖员售卖食品一律使用经消毒的专用工具并佩戴口罩和手套（疫情高风险时期还需佩戴护目镜），售卖中少用语言交流，与服务对象保持1米以上安全距离，划设安全距离引导线，防止人员聚集性风险。

5.5.5　售餐人员尽量不接触就餐者自带的餐具，如必须接触时应戴好手套，防止交叉感染。

6. 流程

无。

7. 表单

无。

8. 相关文件

无。

（吴丽仙　魏　晔）

十一、疫苗接种工作制度

1. 目的

确保疫苗接种工作顺利、有效开展，以更好地预防、控制呼吸道病毒性传染病的传播。

2. 范围

全院。

3. 定义

无。

4. 职责

4.1　领导小组

4.1.1　成员：由院长和书记任组长，分管呼吸道病毒性传染病防控的院领导任副组长，组员包含党政综合办、医务处、护理部、院感科、公共卫生科、体检中心和信息中心等职能部门的相关人员。

    4.1.2　职责：负责统筹协调全院疫苗接种工作，统筹调配医疗资源，对工作组、专家组的工作进行调度指挥。

  4.2　工作小组

    4.2.1　成员：体检中心、公共卫生科、护理部、医务处、信息中心等职能部门。

    4.2.2　职责：负责组织实施预防接种、对疑似预防接种异常反应进行监测和风险评估、疫苗供应保障和疫苗接种硬件保障等。

  4.3　救治专家组

    4.3.1　由分管医疗院领导任组长，医务处处长任副组长，组员包含感染科、呼吸内科、急诊医学科、重症医学科、五官科、皮肤科和药学部等相关部门的人员。

    4.3.2　做好预防接种医疗保障工作，对疑似预防接种异常反应病例立即组织实施医疗救治工作。

5．标准

  5.1　现场工作

    5.1.1　告知登记：严格按照和疫苗说明书的内容，对接种人员进行信息登记、知情告知并让其签字。

    5.1.2　疫苗接种

      5.1.2.1　实施疫苗接种的医护人员必须具备预防接种资质，经过预防接种岗前培训并经考核合格取得证书。

      5.1.2.2　疫苗接种实施前，要核对接种疫苗品种，检查外观质量。凡过期、变色、污染、发霉、有摇不散凝块或异物，无标签或标签不清，超过有效期，安瓿有裂纹等情况的疫苗一律不得使用，报废疫苗立即上报公共卫生科转移至报废疫苗暂存点。

      5.1.2.3　要严格实施接种服务的"三查七对一验证"，使用疫苗前应充分摇匀。疫苗瓶开启后应在规定时间内使用完。选择上臂三角肌进行肌内注射，接种部位要避开瘢痕、炎症、硬结和皮肤病变处。填写并保存接种记录。

      5.1.2.4　每日接种工作结束后，做好工作台面的清洁和消毒。

    5.1.3　异常反应处置

      5.1.3.1　一般异常反应：受种人员接种疫苗留观期间（留观30分钟内）出现一般预防接种异常反应，如疼痛、红肿、硬结、短暂全身发热、头痛、不适、虚弱乏力、一过性皮疹等，应报告留观医师予以局部处理。

      5.1.3.2　严重异常反应：受种人员接种疫苗留观期间（留观30分钟内）出现严重预防接种异常反应，如过敏性休克、过敏性紫癜、血小板减少性紫癜、吉兰-巴雷综合征、急性播散性脑脊髓炎等，立即开展抢救，待病情平稳后转急诊室抢救并做好登记上报工作。

        5.1.3.2.1　过敏性接种反应：如出现皮肤瘙痒、红斑、荨麻疹、局部的血管神经性水肿等轻度的过敏反应，严密观察患者，应用抗组胺药或地塞米松；如出现支气管痉挛、喉头水肿、呼吸困难、低血压和休克等严重过敏反应，应立即停止接种，保持静脉通路，应用肾上腺素、地塞米松等药物，保持呼吸道畅通，有喉头水肿危及生命时，应立即气管插管或气管切开；对过敏性休克者应积极进行抗休克治疗。

5.1.3.2.2　发热反应：如在接种中或接种结束后24小时内，患者基础体温升高1℃以上或伴有寒战，排除感冒、感染、细菌污染与严重过敏等原因引起的发热，可考虑接种性发热反应，建立静脉通路，对症处理，注意保暖、解热、镇静，严密观察患者生命体征。

5.1.3.2.3　接种相关急性呼吸窘迫综合征：在接种后6小时内出现突发性、进行性呼吸困难，以急性低氧血症和非心源性肺水肿为主要表现，应考虑接种相关急性呼吸窘迫综合征。应立即建立静脉通路，及时对症治疗。提供呼吸支持给氧或机械通气，维持血氧饱和度90%以上，同时维持血流动力学稳定。

5.1.3.2.4　其他接种不良反应：详见说明书，对症处理。

5.1.3.2.5　其他未知和无法分类的接种不良反应。

5.1.3.2.6　接种人员接种疫苗后每日监测体温，出现异常及不适应应及时到发热门诊或其他对应科室就诊，医师做好不良反应的治疗、处理和记录，并上报公共卫生科。

5.1.4　信息保障：接种信息登记工作所需的软件、硬件保障。

5.2　疑似预防接种异常反应报告

5.2.1　医护人员发现接种者出现疑似预防接种异常反应后，在积极抢救治疗的同时应做好记录，并及时通知公共卫生科，公共卫生科及时上报市疾控中心，严重不良反应2小时内电话上报。

5.2.2　患者如发生疑难的严重接种不良反应，经治医师应立即请示上级医师并报告医务处，由医务处协调各临床科室对患者进行联合诊治，并由市级专家会诊评估。

5.3　疫苗储存参照《疫苗冷链管理制度》执行。

6.　流程

疫苗接种流程（附件）

7.　表单

无。

8.　相关文件

8.1　《中华人民共和国疫苗管理法》（自2019年12月1日起实施）

8.2　《浙江省秋冬季疫苗紧急接种实施方案》

8.3　《疫苗冷链管理制度》

（曾春来　吴利花）

附件：疫苗接种流程

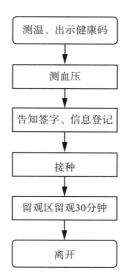

```
测温、出示健康码
        ↓
      测血压
        ↓
告知签字、信息登记
        ↓
       接种
        ↓
留观区留观30分钟
        ↓
       离开
```

十二、护理专项培训管理制度

1. 目的

评估呼吸道病毒性传染病培训相关知识，针对全院呼吸道病毒性传染病防控护理专项进行培训。

2. 范围

全院护理人员。

3. 定义

无。

4. 职责

4.1 员工：根据护理部培训要求完成培训。

4.2 各科室负责人：根据护理部培训要求落实培训任务，并督促本科室员工完成培训任务。

4.3 护理部/院感科：按照规范要求拟订培训内容和培训流程，根据内容选择合适的培训方式，报医院审核，并负责培训和落实。

5. 标准

5.1 评估培训内容，制订培训计划。

　5.1.1 培训课程内容选择

　　5.1.1.1 呼吸道病毒性传染病相关知识、基本技能及相关法律法规培训。

　　5.1.1.2 一线护士需进行消毒隔离制度与技术、个人防护技术、高风险护理操作职业防护安全等强化培训，同时提供心理健康保健等相关知识。

5.2　培训师资与形式选择

5.2.1　护理部层面培训：可根据培训内容选择护理部主任、副主任、科护士长、重症监护室护士长、呼吸科护士长、感染科护士长、国家心理咨询师、精神卫生科医生等相应的师资。采用线上线下相结合的培训方式，录制视频，可组织专家授课、网络直播、在线点播、线上团体心理辅导、咨询热线等，组织全体护士签到学习，并提供心理健康支持。

5.2.2　科室层面培训：护士长、总带教老师、感控护士等为主要培训师资。采用线上、线下相结合的培训方式。操作培训和演练以线下培训为主，注重细节和实战。护士长积极配合开展心理辅导活动，关心科内护士心理健康。

5.2.3　注重培训要点实施

5.2.3.1　分级分类，限制现场培训人数：以"钉钉"学习平台为基础进行线上＋线下结合培训，一线护士及培训师资观看视频后还要进行现场培训与实战演练，其余人员进行线上直播学习及视频回看学习，减少大规模培训人员聚集。对一线护士设置心理热线，适时提供心理服务。

5.2.3.2　以点带面，通过培训科室骨干人员来覆盖全院：护理部培训对各科指定培训师进行培训，各科指定培训师受训并考核合格后培训所在护理单元的护士。

5.2.4　培训后落实考核评价

5.2.4.1　重点病区如感染科、重症监护室、呼吸科、门诊部防护技术考核人人过关。

5.2.4.2　普通病房通过质控检查、护理行政查房等方式保证培训效果。

5.2.4.3　根据需要对员工进行《医务人员心理健康问卷》测评。

6．流程

无。

7．表单

无。

8．相关文件

无。

（陈美芬　杨碧虹）

十三、院感防控培训制度

1．目的

通过对全院员工及相关人员进行规范培训，进一步做好呼吸道病毒性传染病防控工作，保障全院员工生命安全和身体健康。

2．范围

一线医务人员（预检分诊、发热门诊、急诊、隔离留观点、隔离病房、核酸检测实验室、集中医学观察点、口岸机场等医务人员），后备梯队人员，各科监控医生和护士、各科应急手术储备队伍，高风险岗位如医技、保安、保洁员等人员。

3．定义

　　无。

4．职责

　　4.1　院感科：制订院感防控培训制度。

　　4.2　院感科、医务处、护理部及各相关部门：负责监督制度落实。

5．标准

　　5.1　培训内容

　　　　5.1.1　理论：掌握呼吸道病毒性传染病病毒的传播途径，掌握日常工作中、工作区域、个人及居家防止交叉感染的基本防控知识，了解消毒技能，以及防护用品的种类和使用范围等。

　　　　5.1.2　技能：熟练掌握防护用品穿脱技能。

　　5.2　培训形式

　　　　5.2.1　以小班化分批次为主（院感科负责），同时下发应知应会和防护用品穿脱视频进行自学，培训资料上传OA公告、微信群等，再由各科室、部门组织人员开展学习。

　　　　5.2.2　由院感专职人员组织培训各科监控医生和护士，再由监控员组织科室人员开展学习与考核。

　　5.3　考核

　　　　考核应理论与技能相结合。理论采取软件系统考核或纸质考核，技能采取面对面考核。所有一线人员必须经院感科专职人员考核合格后方可上岗。

　　5.4　有关要求

　　　　各部门要正确认识当前呼吸道病毒性传染病防控形势和任务，确保组织本科室、部门人员开展防控知识学习，院部组织专家督查与抽查防控知识。

6．流程

　　无。

7．表单

　　无。

8．相关文件

　　无。

（曾春来　徐丽英）

十四、院感防控督查制度

1．目的

　　加强呼吸道病毒性传染病防控工作，严格落实医务人员个人防护要求，确保医务人员的生命健康安全。

2．范围

　　全院。

3．定义

　　无。

4. 职责

4.1 院感科：制订和完善制度。

4.2 院感科、医务处、护理部及各相关部门：负责监督制度落实。

4.3 科室医院感染管理小组：负责本部门对制度的落实与检查。

4.4 医务人员：执行制度，相互督促。

5. 标准

5.1 设立院感监督岗

各科室设立院感监督岗，根据院感科制订的监督岗职责、督查表，严格落实岗位职责，监督岗人员需认真履行职责。

5.2 "两员两监督"

5.2.1 即在发热门诊和隔离病房等设立院感防护监督员，对医务人员穿、脱防护用品进行全程监督。制订发热门诊、隔离病区监督岗实施细则，严格执行。

5.2.2 监督方式：①科室监督员通过监控或缓冲间监督潜在污染区内的脱衣过程；②交、接班人员之间互相监督；③当班的医生或护士之间互相监督。这三种监督方式视工作需要开展。

5.3 "一巡查"

5.3.1 实行院科两级巡查，确保院感巡查不留死角。院感科对门急诊预检分诊处、发热门诊、隔离病区、发热患者专用CT室等重点区域进行巡查，每日一次，并抽查门诊医技科室或住院病区各两个科室，排查感染风险隐患，现场反馈存在的问题，并进行点对点指导整改。

5.3.2 设立行政查房组，此为流动监督岗，随机巡查各部门、科室，督促所有人员按规范做好个人防护，对环境消杀等进行监督。

5.3.3 医院成立感染防控巡查督导组，由医务处、护理部、院感科等相关部门组成。每月对全院各科室及部门进行巡查，查找梳理风险隐患，建立问题台账，销项落实整改措施。

5.3.4 各科室每日院感监督岗监督指导科室所有人员防护用品穿脱、环境清洁消毒、通风/空气消毒、人员聚集情况等，实时反馈督查结果，严守科室感控关。

6. 流程

无。

7. 表单

7.1 个人防护用品穿戴执行情况查核表（附件一）

7.2 呼吸道病毒性传染病全院防控查核表（附件二）

7.3 常态化呼吸道病毒性传染病防控巡查表（附件三）

8. 相关文件

《关于进一步做好常态化疫情防控下医疗机构感染防控工作的通知》（联防联控机制综发〔2020〕269号）

（曾春来　徐丽英）

附件一：个人防护用品穿戴执行情况查核表

科室	对象	口罩	帽子	隔离衣/防护服	护目镜/面罩	手套	其他
急诊预检	护士						
门诊预检	护士						
儿童预检	护士						
儿童 发热门诊	医生：1（ ）	1（ ）	1（ ）	1（ ）	1（ ）	1（ ）	1（ ）
	护士：1（ ）	1（ ）	1（ ）	1（ ）	1（ ）	1（ ）	1（ ）
发热门诊	医生：1（ ）	1（ ）	1（ ）	1（ ）	1（ ）	1（ ）	1（ ）
	护士：1（ ）	1（ ）	1（ ）	1（ ）	1（ ）	1（ ）	1（ ）
感染科	医生：1（ ） 2（ ）	1（ ） 2（ ）	1（ ） 2（ ）	1（ ） 2（ ）	1（ ） 2（ ）	1（ ） 2（ ）	1（ ） 2（ ）
	护士：1（ ） 2（ ）	1（ ） 2（ ）	1（ ） 2（ ）	1（ ） 2（ ）	1（ ） 2（ ）	1（ ） 2（ ）	1（ ） 2（ ）
入院准备中心（患者）							
入院准备中心（家属）							
放射科							
其他							

注意事项：1.穿防护用品时先戴口罩；2.内衣不能高于隔离衣；3.帽子（头发不得外露）；4.手套需全部包裹隔离衣或防护服袖口。

存在主要问题：

查核人： 查核时间： 年 月 日 上午（ ） 下午（ ）

附件二：呼吸道病毒性传染病全院防控查核表

1. 监督岗职责：科室是否落实到人，督查个人防护（正确佩戴口罩、手卫生）和消毒隔离工作。
2. 手卫生原则：原则上无明显污染可用速干手消毒剂，有污染时必须在流动水下洗手。
3. 正确佩戴口罩：①白色向内、有颜色的一面向外；②鼻夹夹紧；③兜住下巴；④密闭不漏气（戴之前要进行手卫生，摘下前后要进行手卫生，手不能碰触到口罩前面）。
4. 咳嗽礼仪：①咳嗽或打喷嚏时，应用纸巾遮住口鼻；②如无纸巾，可用上臂衣袖遮住口鼻；③使用后的纸巾应尽快丢入垃圾桶；④打喷嚏或咳嗽后尽快洗手；⑤与人谈话时应至少保持1米的距离。

序号	被督查科室及对象	督查内容						存在问题
		是否有人督查个人防护和消毒隔离	手卫生的原则	正确佩戴口罩	咳嗽礼仪	消毒隔离		
						开窗通风≥2次/日	高频物体表面清洁消毒≥3次/日	
1								
2								
3								
4								
5								

附件三：常态化呼吸道病毒性传染病防控巡查表

检测项目	检查内容	检查方法	检查情况
一、预检分诊呼吸道病毒性传染病防控管理	1.所有到院患者及陪护人员需进行体温检测、查看健康码、佩戴口罩，并询问是否存在发热、咳嗽等呼吸道疾病症状体征及流行病学史后由预检分诊通道进入。	查看资料和现场	
	2.对发热及高度怀疑呼吸道病毒性传染病患者由专人护送（护送人员和患者保持1米以上距离），按指定路线送至发热门诊，并与发热门诊人员进行交接。		
	3.预检分诊做好发热患者和无码人员的基本身份信息登记。		
	4.预检分诊点配备耳温枪、防护及消毒用品，并做好一级防护。		
二、发热门诊呼吸道病毒性传染病防控管理	1.对于接待的所有患者，应有详细症状体征询问、流行病学调查及相关信息记录。	查看资料和现场	
	2.所有患者在发热门诊区域内实行一条龙闭环管理，一人一诊室。		
	3.对于所有患者，当医师排除呼吸道病毒性传染病后方能离开发热门诊继续其他诊疗流程。		
	4.实行首诊负责制，所有发热患者均应进行核酸和血常规检测。		
	5.所有医务人员熟练掌握传染病基本知识、个人防护知识、消毒隔离知识，并做好二级防护。		
	6.医疗废物收集、包装、封口、暂存、交接、处置等按呼吸道病毒性传染病/疑似呼吸道病毒性传染病流程操作；医疗废物暂存处给1000mg/L含氯消毒剂喷洒，2次/日。		
	7.消毒隔离等工作符合要求。		
三、门诊呼吸道病毒性传染病防控管理	1.所有人员进入门诊佩戴口罩，高风险岗位工作人员佩戴帽子，规范手卫生，勤通风。	查看资料和现场（包括现场观察2人手卫生依从性）	
	2.对进入感染科、呼吸科门诊的患者，再次进行体温测量。		
	3.各专科诊室杜绝首诊发热患者就诊，发现发热患者，由导医按要求引导至发热门诊就诊。		
	4.接诊所有患者应再进行流行病学调查，五官科、人流室、口腔科、内镜室等科室医护人员进行专科诊疗及操作时做好个人防护措施。		
	5.各专科门诊常规配备防护用品。		

续表

检测项目	检查内容	检查方法	检查情况
四、病区呼吸道病毒性传染病防控管理	1.所有进入院区的人员进行体温检测、核验健康码、佩戴口罩。	查看资料和现场（包括现场观察2人手卫生依从性）	
	2.非急诊住院患者凭14天内核酸检测阴性报告办理入院手续，陪护人员凭14天内核酸检测阴性报告办理陪护通行证，给患者及其家属发放呼吸道病毒性传染病防控告知书。		
	3.对所有住院患者应详细进行流行病学调查并记录在病程记录上。		
	4.陪护人员每天进行流行病学调查、测体温，进行身份核查（2次/日），并记录。严格执行1床1陪护。		
	5.核酸检测结果未出的急危重症患者应收住缓冲病房，标识清楚，做好防护，限制人员出入；如核酸检测结果确诊呼吸道病毒性传染病时，按流程转运并做好终末消毒（包括空调）。		
	6.长期透析、反复住院的肿瘤患者经流行病调查后，凭开单医师签名，进入病区进行相关治疗。		
	7.在院工作人员每日监测体温，并进行零发热上报。		
	8.全体医护人员掌握本岗位呼吸道病毒性传染病防控使用措施：发热人员流行病学调查、进行"2＋2"检测（核酸、血常规，必要时检查胸部CT、抗体）、个人防护、隔离措施、消毒技术、手卫生。		
	9.全体工作人员按要求进行核酸检测，应检尽检，核酸采集应符合要求。		
	10.所有区域开启门窗通风，2～3次/日，每次≥30分钟，按防控核查表执行并记录。		
	11.各科室落实呼吸道病毒性传染病防控知识培训及应急预案演练，备有防护用品，医务人员知晓呼吸道病毒性传染病防控相关知识。		
五、重点部门/重点科室呼吸道病毒性传染病防控管理	1.各科室有呼吸道病毒性传染病应急预案并能够立即启动应急处置。	查看资料和现场	
	2.消毒供应中心 （1）有呼吸道病毒性传染病/疑似呼吸道病毒性传染病污染器械清洗、消毒、灭菌操作规程。 （2）有呼吸道病毒性传染病/疑似呼吸道病毒性传染病污染器械清洗单独区域，流程合理，标志醒目。 （3）熟练掌握呼吸道病毒性传染病/疑似呼吸道病毒性传染病污染器械清洗、环境的消毒剂配制。		

检测项目	检查内容	检查方法	检查情况
五、重点部门/重点科室呼吸道病毒性传染病防控管理	（4）配备相应的三级防护用品，工作人员知晓正确穿戴脱卸方法。		
	3. 手术室 （1）有呼吸道病毒性传染病/疑似呼吸道病毒性传染病患者手术应急预案、流程。 （2）负压手术室流程合理，有防护用品穿脱区域，并有穿衣镜。洁污分开无交叉，污染器械、医疗废物应密闭运送。 （3）熟练掌握呼吸道病毒性传染病/疑似呼吸道病毒性传染病患者手术时负压环境的保障操作。 （4）配备相应的三级防护用品，工作人员知晓正确穿戴脱卸方法。 （5）呼吸道病毒性传染病/疑似呼吸道病毒性传染病医废处置规范。		
	4. 产房 （1）有呼吸道病毒性传染病/疑似呼吸道病毒性传染病患者分娩应急预案、流程。 （2）隔离分娩室流程合理，有防护用品穿脱区域，并有穿衣镜。洁污分开无交叉，污染器械、医疗废物应密闭运送。 （3）配备相应的三级防护用品，工作人员知晓正确的穿戴脱卸方法。 （4）呼吸道病毒性传染病/疑似呼吸道病毒性传染病医废处置规范。		
	5. 感染性疾病科 （1）全科医护人员、患者执行严格分区管理，有效运用隔断、缓冲区，杜绝交叉感染。 （2）医师熟练掌握相关诊疗方案，护士熟练掌握相关护理技能。 （3）保洁工作规范落实，熟练配制有效氯消毒剂（1000～2000mg/L）。 （4）防护用品存量可使用1周，所有工作人员知晓三级防护穿戴脱卸方法。 （5）呼吸道病毒性传染病/疑似呼吸道病毒性传染病医疗废物处置规范。		
	6. 内镜室、口腔科、肺功能室 （1）工作人员按照专科特点使用有效防护用品。 （2）上班期间持续通风，并使用空气消毒机。		

续表

检测项目	检查内容	检查方法	检查情况
五、重点部门/重点科室呼吸道病毒性传染病防控管理	（3）医护人员与保洁员严格落实消毒、隔离、手卫生制度。	查看资料和现场（包括现场观察2人手卫生依从性）	
	7.PCR实验室 （1）工作区与生活区严格分区管理，落实消毒隔离制度，物品、防护用品、医疗废物执行规范无交叉。 （2）废弃的标本、呼吸道病毒性传染病/疑似呼吸道病毒性传染病医废按规范处理。 （3）按规范配备相应的防护用品，工作人员知晓正确的穿戴脱卸方法。		
	8.核酸采样室 （1）工作区与生活区严格分区管理，落实消毒隔离制度，以及物品、防护用品、医疗废物处置规范。 （2）采样规范。 （3）配备相应的二级防护用品，工作人员知晓正确的穿戴脱卸方法。		
	9.血液透析室 （1）长期固定门诊、住院透析患者需要核酸检测报告。 （2）接待每名透析患者应按照接诊制度进行严格的体温、流行病学调查筛查。 （3）门诊新接收透析患者需要进行核酸检测，急诊透析患者等待核酸报告期间，应在缓冲透析间进行透析。		
六、医疗废物处置	1.医疗废物按规定分类收集、密闭保存运送。	查看资料和现场	
	2.包装物与容器符合规定要求。		
	3.盛装至容器的3/4时进行鹅颈式封口，标签填写齐全。		
	4.交接登记内容完善、资料齐全。		
	5.呼吸道病毒性传染病/疑似呼吸道病毒性传染病医疗废物用双层黄袋盛装封口时禁止挤压，"特殊感染"标签应填写清楚，内外喷洒2000mg/L含氯消毒剂。		

十五、预警机制

1. 目的

及早识别呼吸道病毒性传染病感染病例，做好医院感染防控，防止交叉感染，有效降低院内传播的风险。

2. 范围

全院。

3. 权责

3.1　院感科：制定呼吸道病毒性传染病医院感染防控的管理制度及预警机制。

3.2　院感科、医务处、护理部、公卫科、门诊部等部门：负责监督预警机制落实。

3.3　科室负责人：负责本科室预警机制的执行，及时发现疫情隐患，杜绝医院感染的发生。

4．定义

无。

5．标准

5.1　加强医院"三个门"管理：严管院区诊区、住院部、病房入口，把好人员、车辆和物资"入口关"，对进入院区诊区、住院部及病区的人员实行"亮健康码＋测体温＋戴口罩＋查验行程码"管控措施。

5.2　加强门急诊预检分诊制度的落实：预检分诊实行24小时值班制，优化预检分诊流程，强化首诊医生负责制，加强流行病学史问诊，及时发现发热、有呼吸道病毒性传染病可疑十大症状的患者、有流行病学史、健康码及行程码异常的人员，早期识别感染临床症状。

5.3　加强普通病区管理：普通病区要提高敏感性，在日常的诊疗护理中，加强对住院患者及陪护的日常监控监测，对无明确诱因的发热、提示可能罹患传染病的患者，或者虽无发热症状、但呼吸道等症状明显、罹患传染病可能性大的患者，要立即进行实验室检测和影像学检查。结合检查结果，进一步询问流行病学史，怀疑呼吸道病毒性传染病感染疑似病例的，要立即转入隔离病房。

5.4　加强人员核酸检测及环境监测工作

5.4.1　按照规定开展工作人员和感染高风险环境的日常例行病毒核酸检测工作，做到全覆盖。可根据疫情发展形势和医院防控实际需要，适当增加检测频次。

5.4.2　严格执行新进入隔离病区前和结束隔离病区工作后的相关工作人员闭环管理以及核酸筛查制度。

5.4.3　严格执行发热门诊患者、新住院患者及陪护人员、医疗机构工作人员呼吸道病毒性传染病核酸检测"应检尽检"要求。根据疫情流行态势和防控需要，确定上述人员核酸检测频次，必要时可选择开展血常规、胸部CT、抗体检测。

5.4.4　发现核酸检测阳性人员，应当及时报告当地疾控部门，由疾控等部门及时开展流行病学调查，迅速确定医疗机构内密切接触者，明确需实施封控管理和消毒处置的范围，指导医疗机构尽快落实，控制可能的感染源，有效阻断感染传播。

5.4.5　定期采集发热门诊、感染科门诊、呼吸科诊区、急诊医学科、核酸采样点、留观病房等重点区域的墙面、地面、门窗玻璃、织物表面、治疗床栏、卫生间台面以及医疗器械设备表面的环境样本，进行核酸检测。加强对单位食堂冷链食品的健康监管，按照《冷链食品生产经营防控技术指南》《冷链食品生产经营过程防控消毒技术指南》要求，进行核酸检测。

5.5　全面开展工作人员主动申报和主动健康监测。建立工作人员中高风险地区旅居史、疑似或确诊人员接触史主动申报机制，以及主动健康监测机制，包括体温和呼吸系统症状等，掌握医院工作人员健康状况。

　　5.6　加强呼吸道病毒性传染病诊疗规范培训，提升医务人员在普通患者诊疗中识别疑似病例的意识和能力。

　　5.7　加强医院内感染暴发的监测预警，发现疑似感染暴发时应依据相关标准和流程，启动应急预案，及时规范报告处置。

6. 流程

　　6.1　首诊患者出现疑似病例处理流程（附件一）

　　6.2　住院过程中出现疑似病例处理流程（附件二）

　　6.3　危重症急诊患者疑似病例处理流程（附件三）

　　6.4　员工出现核酸阳性处理流程（附件四）

7. 表单

　　无。

8. 相关文件

　　8.1　《医疗机构内呼吸道病毒性传染病感染预防与控制技术指南（第二版）》（国卫办医函〔2021〕169号）

　　8.2　《关于加强医疗机构医务人员及环境健康监测的通知》（浙卫办发函〔2020〕11号）

　　8.3　《关于进一步做好常态化疫情防控下医疗机构感染防控工作的通知》（联防联控机制综发〔2020〕269号）

附件一：首诊患者出现疑似病例处理流程

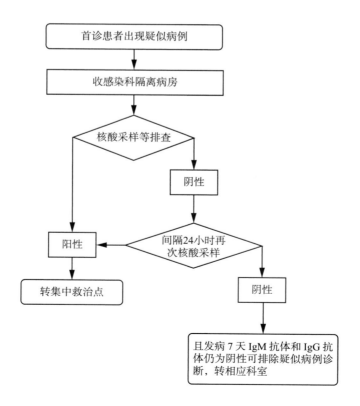

附件二：住院过程中出现疑似病例处理流程

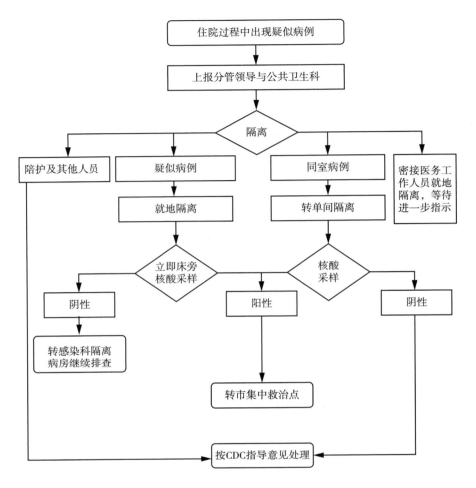

注：1.关闭空调，封闭病区；2.采样人员二级防护；3.所有工作人员（示教室）及患者（床旁）均进行核酸采样；4.病例转运时走楼梯或污物电梯进行管控。

附件三：危重症急诊患者疑似病例处理流程

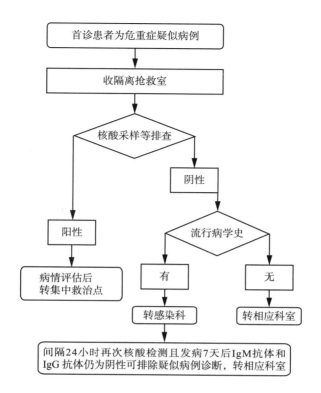

附件四：员工出现核酸阳性处理流程

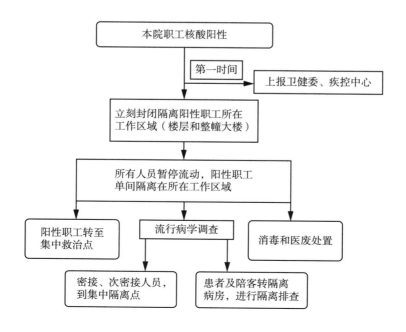

第二节　医院呼吸道病毒性传染病诊疗相关管理制度

一、预检分诊管理制度

（一）门诊预检分诊管理制度

1. 目的

门诊预检人员对门诊患者的接诊、分诊医疗服务给予系统的规定，使门诊患者享受到规范、高效、周到的医疗服务，降低医疗风险。

2. 范围

门诊。

3. 定义

预检分诊：根据患者的症状和体征，快速区分病情及隶属科室，及时分离传染病患者，防止交叉感染。

4. 职责

4.1　门诊部：制订和修订门诊预检分诊的相关规定，解释、督促和检查制度的执行。

4.2　护理部：监管门诊护士正确进行门诊预检、分诊和生命体征检测。

4.3　分诊护士：负责为门诊患者正确进行门诊预检、分诊和生命体征检测。

5. 标准

5.1　门诊预检人员资格

5.1.1　熟悉医院可提供医疗服务项目及工作流程的人员。

5.1.2　具有资质的专业人员。

5.1.3　具备专业知识和较强的沟通能力。

5.2　门诊大厅预检分诊台及各诊区分诊台进行门诊患者的预检分诊

5.2.1　根据病情快速识别急诊患者。

5.2.1.1　病情重、危及生命的患者进入急诊程序。

5.2.1.2　急性胸痛患者进入急性胸痛处理程序。

5.2.1.3　急性中毒、意外事故患者进入急诊程序。

5.2.1.4　慢性疾病急性发作患者进入急诊程序。

5.2.1.5　需要紧急处理的患者进入急诊程序。

5.2.2　进入门诊程序的患者：无生命危险、无突发急症，生命体征平稳的患者可留在门诊候诊。

5.2.2.1　根据患者评估制度，分诊护士评估初诊或复诊患者的生命体征、身高、体重、跌倒评分，指引患者到相关科室取号候诊。

5.2.2.2　患者合并多项病症时，首选主症科室就诊。

5.2.3　门诊候诊患者转至急诊的分诊标准

5.2.3.1　病情危重，患者出现以下体征之一者。

5.2.3.1.1　突发的急性呼吸改变，呼吸频率＜8次/分或＞28次/分。

5.2.3.1.2　突发急性血压改变，收缩压＜90mmHg。

5.2.3.1.3　突发的心率改变，心率＜40次/分或＞130次/分。

5.2.3.1.4　突发的急性意识水平下降。

5.2.3.2　突发的病情改变需要紧急处理的患者，分诊护士联系急诊室后根据病情由医护人员用平车或轮椅转运。

5.2.4　呼吸道病毒性传染病预检分诊流程

5.2.4.1　施行单向流动，出入口分开管控。

5.2.4.2　设置三级预检分诊，严防漏筛现象。一级分诊：门诊入口处使用红外线测温仪测量体温，进行预检筛查；二级分诊：重点科室（呼吸科、感染科）分诊台护士使用耳温仪测量体温，再次进行预检筛查；三级分诊：到达诊室后，医师详细询问患者的流行病学史。

5.2.4.3　对红外线测温仪测量出体温≥37℃的人员，重新使用耳温仪复测体温，必要时使用水银体温计测量。复测体温≥37.3℃的人员登记后护送至发热门诊就诊。

5.2.4.3.1　不明原因肺炎和异常流感样病例上报防保科及市疾控中心，并请院内专家会诊。

5.2.4.3.2　医学观察病例可居家或医院隔离。

5.2.4.3.3　疑似和确诊病例住院隔离治疗，必要时市级专家会诊，同时上报市卫健委和市疾控中心。

5.2.4.4　加强预检分诊工作，严格落实体温检测及流行病学史询问，对疑似人员做好信息登记，由预检工作人员护送至发热门诊就诊。

5.2.5　呼吸道病毒性传染病预检分诊管理

5.2.5.1　根据门诊每日就诊人次，调整人力配置，动态配置体温监测和引导护士、导医人数，以及各诊区二级分诊台护士、导医人数。

5.2.5.2　根据门诊患者实时流量调整测温筛查通道数量和工作人员岗位。

5.2.5.3　全员培训呼吸道病毒性传染病防疫相关知识、门诊开诊各项规范和要求，以及预检分诊工作注意事项等。

5.2.5.4　根据传染病的流行季节特点、周期变化规律做好特定传染病的预检分诊工作。

5.2.5.5　对于预检为传染病的患者，按《传染病门诊预检分诊管理制度》执行。

5.2.5.6　排除特定传染病后，将患者引导至相应的普通科室就诊。

5.3　遇突发事件，预检护士立即通知医务处、护理部、门诊办公室，按相关流程启动应急预案。

6. 流程

无。

7. 表单

无。

8. 相关文件

《患者评估制度》（现代医院内部管理制度）

（何登伟　吴曙霞）

（二）急诊预检分诊管理制度

1. 目的

对病情较严重的急诊患者施行优先救治，缩短患者等待时间，提高危重症患者救治效率；使急诊工作有计划、有秩序地进行，做到"忙而不乱、快而准"；合理科学地分配急诊医疗资源和医疗空间，把有限的医疗资源让给最需要的患者。

2. 范围

急诊就诊者。

3. 定义

急诊预检分诊是根据患者的症状和体征，区分患者的轻重缓急和隶属专科，进行初步评估、判断、安排合理救治的过程。

4. 职责

4.1 护理部、医务处：承担制订、指导、监督和完善急诊预检分诊制度和流程的任务，及时管理和改进操作中的问题。

4.2 急诊医学科主任、护士长：承担急诊预检分诊工作的具体管理责任，监督、指导和改进预检分诊实施中遇到的问题。

4.3 急诊预检护士：应按病情急缓轻重做好分诊工作，必要时请急诊医学科医生指导分诊。

5. 标准

5.1 设施、人员及流程

5.1.1 急诊医学科在承担急危重病救治工作的同时负责急诊预检分诊工作。

5.1.2 急诊医学科应设有急诊预检台，急诊预检分诊人员需N2及以上的护士，经预检培训考核合格，急诊医学科护士长对其工作进行质量监测。

5.1.3 预检分诊处应配备体温表、血压计、压舌板、手电筒、指氧饱和度检测仪等辅助检查器具设备。

5.1.4 预检分诊处根据急诊量配备一定数量的转运患者的推车。

5.1.5 急诊预检处设有与"120"和急诊抢救区联系的电话。

5.1.6 急诊医学科应安排相应数量的医生保证抢救室24小时值班，负责急诊抢救室抢救工作及指导一些较难分诊的急诊患者的诊治工作。

5.1.7 根据国际预检分诊标准和中国医院协会发布的《中国医院质量安全管理第2—4部分患者服务急诊服务》团体标准，将急诊患者按病情轻重缓急分为四级，预检护士应鉴别急危症的类别，合理安排就诊秩序。对急危重症患者，要求先抢救、后办卡。

5.1.8 预检护士判断类别为Ⅰ级的患者应直接送往急诊复苏区（A区）救治，Ⅱ和Ⅲ级患者送往急诊抢救区（B区）救治。

5.1.9 预检护士听到救护车声，应主动迎接患者并迅速通知抢救室护士和护工做好接收工作，以简便而迅速的评估方法对患者进行初步评估，判断该患者是否直接送往抢救室，或优先就诊，并及时通知急诊医学科医生。

5.1.10 由家人陪同或自行来就诊的急诊患者，预检护士经过耐心询问和仔细观察，初步完成以下工作：①就诊原因；②相关资料；③生命体征评估；④确定首诊科室后，安排患者按合适的诊治程序就诊或到相应专科就诊。

5.1.11 呼吸道病毒性传染病预检分诊流程

5.1.11.1 施行单向流动，出入口分开管控。

5.1.11.2 设置三级预检分诊，严防漏筛查现象。一级分诊：急诊入口处使用红外线测温仪测量体温，对急诊患者全部再次使用耳温仪测量体温，进行预检筛查；二级分诊：急诊分诊台护士询问流行病学史，按预检分诊标准、依据危重征象指标、单项指标、综合指标将患者病情的严重程度分为四级（1级为濒危患者；2级为危重患者；3级为急症患者；4级为非急症患者），并安排到相应的分区（复苏区、抢救区、诊疗区）进行救治。三级分诊：到达诊室后，医生详细询问患者的流行病学史。

5.1.11.3 对耳温＞37.3℃的人员，有呼吸道症状的患者，病情稳定的，登记后护送至发热门诊就诊。病情不稳定暂时无法转运的患者，在急诊隔离间就地抢救，做好消毒隔离防护等工作。

5.1.11.4 不明原因肺炎和异常流感样病例应上报公共卫生科及市疾控中心，并请院内专家会诊。疑似和确诊病例住院隔离治疗，必要时市级专家会诊，同时上报市卫健委和市疾控中心。

5.1.11.5 加强预检分诊工作，严格落实体温监测及流行病学史询问，对疑似人员做好信息登记，病情稳定的，由预检工作人员护送至发热门诊就诊。病情不稳定暂时无法转运的患者，在急诊隔离间就地抢救，做好消毒隔离防护等工作。

5.2 呼吸道病毒性传染病预检分诊管理

5.2.1 一级分诊筛查设护士和保安各1名，24小时在岗，根据就诊人流量及时增加人员。

5.2.2 全员培训呼吸道病毒性传染病防疫相关知识、预检分诊工作注意事项等。

5.2.3 根据传染病的流行季节特点、周期变化规律做好特定传染病的预检分诊工作。

5.2.4 排除特定传染病后，安排患者至相应的区域就诊或相关专科住院治疗。

5.2.5 对在急诊隔离间留观的患者处理流程及病历书写要求参照《急诊留观患者管理制度》处理。

6. 流程

无。

7. 表单

无。

8．相关文件

　　《中国医院质量安全管理第2—4部分：患者服务急诊服务》（中国医院协会）

（涂韶松　叶健晓）

二、发热门诊防控管理制度

（一）发热门诊医院感染管理制度

1．目的

　　提高医院发现传染病、控制传染病的能力，预防传染病传播，保障医患健康。

2．范围

　　发热门诊。

3．定义

　　无。

4．职责

　　4.1　院感科：负责制订管理制度。

　　4.2　院感科、医务处、护理部、总务处、设备处、门诊部、基建科等部门：负责监督制度落实。

　　4.3　科室负责人：负责本科室制度的执行。

5．标准

　　5.1　建筑布局

　　　　5.1.1　发热门诊应设在相对独立区域，通风良好，标识醒目、布局合理、流程规范，符合医院感染预防与控制的有关要求。

　　　　5.1.2　发热门诊设患者通道、医务人员通道，做到洁污分开。设有清洁区、潜在污染区和污染区。三区划分明确，并有醒目标志，三区之间有物理隔离屏障，做到相互无交叉，气流组织从洁至污。

　　　　5.1.3　发热门诊内设成人发热门诊和儿童发热门诊，区域相对独立。污染区设有分诊处、候诊处、收费处、药房、诊室、采样间、CT室、检验室、输液室、隔离观察室、污洗间、医废间、患者卫生间等。

　　5.2　消毒隔离管理要求

　　　　5.2.1　仪器设备

　　　　　　频繁接触部位尽量使用保护膜，每天更换，有明显污染时随时更换，没有保护的设备，每天用含醇消毒湿巾擦拭，每日2次。

　　　　5.2.2　CT室消毒

　　　　　　5.2.2.1　患者入室前做好手卫生，并全程规范佩戴外科口罩。

　　　　　　5.2.2.2　一人一查一消，使用一次性床单，一用一更换；仪器表面清洁用含醇消毒湿巾擦拭消毒。

　　　　　　5.2.2.3　疑似或确诊患者检查后，要使用过氧化氢消毒机消毒后才能用于检查下一个患者。

　　　　5.2.3　物体表面和地面消毒

5.2.3.1 有肉眼可见污染物时，先用浸有2000mg/L含氯消毒剂的吸水材料或消毒湿巾小心移除污染物，再清洁消毒。

5.2.3.2 环境及耐腐蚀物体表面和地面用500～1000mg/L含氯消毒剂擦拭消毒，作用30分钟以上再用清水擦拭；不耐腐蚀物体表面可用含醇消毒湿巾擦拭消毒，消毒频次每天至少2次，高频接触部位每天3次以上，遇污染随时消毒。

5.2.4 空气消毒

5.2.4.1 采用送新风、机械排风、等离子空气消毒机及紫外线消毒。

5.2.4.2 出、回风口及排风口每周清洁消毒一次，滤网更换及净化系统维护详见总务处《净化系统清洗更换制度》。

5.2.4.3 医废间至少每天紫外线消毒一次，每次1小时。灯管每周清洁一次，每半年强度监测一次，累计使用时间超过1000小时后应更换灯管。

5.2.4.4 每天监测气压组织。

5.2.5 复用物品消毒

5.2.5.1 使用后用双层黄色塑料袋送医院消毒供应中心（CSSD）处理，如脉压带、面罩等，其中面罩使用后喷或浸泡1000mg/L的含氯消毒剂。

5.2.5.2 发热门诊使用后的可复用织物均按感染性织物处理。使用水溶性包装袋送洗涤公司。

5.2.5.3 可复用地巾使用后用双层黄色塑料袋包装，送出时袋外喷洒2000mg/L的含氯消毒剂，集中清洗点按感染性织物清洗。

5.3 人员管理

5.3.1 员工管理

5.3.1.1 所有进入发热门诊的工作人员必须经过院感科培训考核合格后方能上岗。

5.3.1.2 进入发热门诊的医务人员应严格做好标准预防，配备必要的防护用品。

5.3.1.3 穿脱防护用品时应严格执行"两员两监督"。

5.3.1.4 员工按要求做好日常健康监测。一旦出现发热或其他症状，应立即报告公共卫生科并停止工作，实行医学观察。

5.3.2 患者管理

5.3.2.1 做好发热患者预检、测体温及有关流行病病史的询问工作。发热门诊接诊医务人员应当掌握相关传染病病毒感染的病原学特点与临床表现，按照诊疗规范进行诊疗，对呼吸道病毒性传染病感染或疑似感染者应立即规范隔离并及时报告。

5.3.2.2 帮助、指导发热和（或）呼吸道症状的就诊者戴口罩，并引导患者到指定地点就诊。

5.3.2.3 严格执行"一人一诊室"。

5.4 医疗废物管理

发热门诊医疗区域产生的废物均按医疗废物处理，双层黄色塑料袋，鹅颈式封扎，放入周转箱，内外喷洒2000mg/L的含氯消毒剂，做好交接登记、密闭转运等工作。

6. 流程

6.1 发热门诊工作人员穿防护用品流程（附件一）

6.2 发热门诊工作人员脱防护用品流程（附件二）

7. 表单

7.1 常态化下呼吸道病毒性传染病防控发热门诊常用物品清洁消毒方法（附件三）

7.2 发热门诊医务人员防护用品选择建议（低风险区域）（附件四）

8. 相关文件

8.1 《医院隔离技术规范》（WS/T 311-2009）

8.2 《关于印发发热门诊建筑装备技术导则（试行）的通知》（国卫办规划函〔2020〕683号）

（曾春来　徐丽英）

附件一：发热门诊工作人员穿防护用品流程

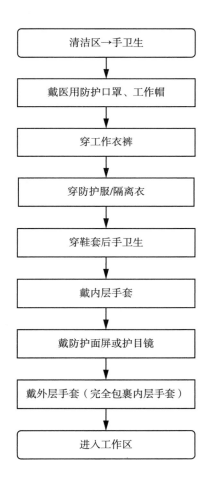

附件二：发热门诊工作人员脱防护用品流程

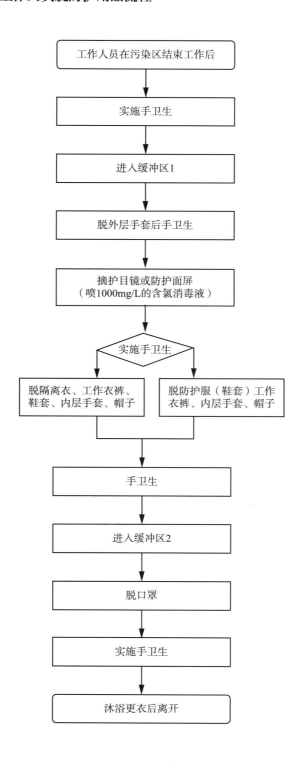

附件三：常态化下呼吸道病毒性传染病防控发热门诊常用物品清洁消毒方法

范围	消毒对象	清洁、消毒与灭菌	频次	备注
诊疗用品	简易呼吸器	送CSSD处理	一人一用一消毒	清洗时将可拆卸部分充分拆卸
	开口器、舌钳	送CSSD压力蒸汽灭菌或低温灭菌	一人一用一灭菌	
	吸引器、吸引瓶	浸泡于含有效氯500～1000mg/L的含氯消毒剂中30分钟，流动水冲净，晾干	1次/日	一用一消毒，不用时干燥保存
	血压计袖带、听诊器	1.血压计、听诊器用75%乙醇或含有效氯500mg/L的含氯消毒剂擦拭；2.血压计袖带可浸泡于含有效氯500～1000mg/L的含氯消毒剂中30分钟，清洗干燥备用	1.血压计、袖带、听诊器每周清洁1次；2.有污染时用消毒剂浸泡消毒处理	日常保持清洁
	止血带	送CSSD处理	1.一人一用一清洁；2.有污染时消毒	
医疗设备	CT设备	1.一次性消毒纸巾；2.75%乙醇	2次/日	按厂家说明书要求
	耳温仪	耳温仪外表面用含75%乙醇消毒湿巾擦拭	耳温套一次性使用	
	输液架	用含有效氯500～1000mg/L的含氯消毒剂擦拭或用消毒湿巾擦拭	每日至少1次，有污染时及时清洁	
环境物表	床单元（床、床头柜、椅子等）	用含有效氯500～1000mg/L的含氯消毒剂擦拭消毒	1.每班次清洁消毒一次；2.污染时随时清洁消毒	
	设备带、呼叫器按钮	用含有效氯500～1000mg/L的含氯消毒剂擦拭消毒或用消毒湿巾擦拭	1.每班次清洁消毒一次；2.终末彻底消毒	
	电脑、电话、键盘	1.一次性消毒湿巾；2.屏障保护膜	每班次擦拭一次	
	共用洁具（水龙头、水池、坐便器）	用含有效氯500～1000mg/L的含氯消毒剂擦拭	1.2次/日；2.污染时随时消毒擦拭	
	公共诊疗区域的物表（门、桌、椅子、门把手、电源开关等）	1.一次性消毒湿巾；2.75%乙醇；3.用含有效氯500～1000mg/L的含氯消毒剂擦拭	≥3次/日；污染时随时消毒擦拭	

续表

范围	消毒对象	清洁、消毒与灭菌	频次	备注
环境物表	床单、被套、枕套		1.一人一用一更换； 2.每周更换； 3.污染时随时更换	感染病患者的病员服、被单等放入橘红色垃圾袋做好标识，送洗衣房单独清洗
	被芯、枕芯、床褥垫	用床单元消毒器消毒30分钟或参照使用说明使用	有污染随时更换清洗	定期更换
	地面	用含有效氯500～1000mg/L的含氯消毒剂擦拭	1.≥3次/日； 2.污染时随时消毒	1.每个房间1个拖把头； 2.清洁剂/消毒剂的使用严禁"二次浸泡"
	空气	用动态空气消毒器消毒30分钟或参照使用说明使用	1.机械持续排风； 2.空气消毒机持续使用，或参照机器使用说明	有人的情况下不能使用紫外线灯辐照消毒或化学消毒
	1.空调净化设备，出、回风口 2.空调通风系统风口		1.出、回风口1次/周； 2.空调系统风口1次/月	1.定期清洗过滤网； 2.定期更换过滤器
	便器	用含有效氯500～1000mg/L的含氯消毒剂擦拭消毒	1.非接触式的便器≥3次/日； 2.接触式的便器一用一消毒	
复用清洁用具	布巾	集中清洗消毒：采取机械清洗、热力消毒、机械干燥，装箱备用	1.一床一巾，不同患者之间和洁污区域之间应更换； 2.擦拭两个不同物体表面或布巾变脏时应更换	1.严禁使用"二次浸泡"清洁剂/消毒剂； 2.布巾擦拭时按照"S"形走势、八面法，勿重复擦拭已清洁区域
	地巾（拖把头）	集中清洗消毒：采取机械清洗、热力消毒、机械干燥，装箱备用	每个房间1个拖把头	严禁使用"二次浸泡"清洁剂/消毒剂

注：

1.环境物体表面的清洁消毒首选消毒湿巾或经消毒液规范浸泡后的抹布擦拭，不宜采取喷洒消毒的方式。

2.接诊、收治呼吸道病毒性传染病感染或疑似呼吸道病毒性传染病病毒感染者的诊疗区域及环境物体表面的清洁消毒处理应合理增加消毒剂浓度和消毒频次，如使用含氯消毒剂，消毒剂浓度应为1000mg/L。

3.如使用化学消毒剂对空气进行终末消毒，宜采用过氧化氢消毒机消毒。

附件四：发热门诊医务人员防护用品选择建议（低风险区域）

发热门诊医务人员防护用品选择建议（低风险区域）

工作区域/操作	工作内容	防护等级	医用外科口罩	医用防护口罩	护目镜/面屏	一次性工作帽	工作服	隔离衣	防护服	乳胶手套	靴套	备注
发热门诊	发热门诊引导人员	一级	●			★		★		★		
	对就诊的发热患者进行分导诊、分流、登记、保洁医疗废物处置	二级		●	★	●	●			●	●	
	诊治、采样	二级		●	●	●	●		●	●	●	
	（专区诊室）对发热患者进行诊治、护理、采样等	二级		●	●	●	●		●	●（双层）	●	流行病学史阳性或中高风险区域患者
	疑似/确诊患者进行采样、检验	二级		●	●	●			●	●（双层）	●	
	隔离观病室	二级		●	★	●			●	●	●	
备注：●应选择，★根据暴露风险选择 儿童发热门诊医生由于听诊需要，可按需选择防护服/隔离衣，其他发热门诊医生看诊、检查均应穿防护服												

（二）发热门诊医疗救治工作管理制度

1. 目的
   进一步规范排查疑似传染患者，治疗发热患者，严格遵守《中华人民共和国传染病防治法》和防控传染病期间政府发布的相关法律、法规，做到不漏报一个人，不错报一个人，不感染一名医务人员。
2. 范围
   全院。
3. 定义
   发热门诊：指医院在防控急性传染病期间根据感染防控要求设立的专用诊室，用于排查疑似传染病患者。
4. 职责
   4.1　医务人员：严格执行各项制度与流程，规范开展医疗救治，做好自我防护措施，防止交叉感染。
   4.2　医疗救治（专家）小组：负责呼吸道病毒性传染病临床诊断与鉴别诊断、救治、危重症抢救等。

4.3　医务处：承担总协调职责，协调流程制订、人员抽调、培训考核、患者转运、上级检查等各项日常工作。

4.4　护理部：承担护理人员协调、培训考核等任务。

4.5　门诊办公室：负责发热门诊预检分诊、护士管理、日常物资储备及日常监督工作。

4.6　感染科：负责发热门诊的业务支持。

4.7　检验科：负责发热门诊检验和核酸检测工作。

4.8　放射科：负责发热门诊CT检查工作。

4.9　药学部：负责发热门诊药房管理工作。

4.10　院感科：负责发热门诊医护人员防护培训、指导和监督，并对消毒隔离、院感控制及医疗废物管理等工作提供指导并进行监测，防止交叉感染。

4.11　公共卫生科：负责发热门诊诊疗数据、疑似病例上报。

4.12　总务处：负责发热门诊医疗废物处置和消毒等工作。

5．标准

5.1　发热门诊24小时接诊，不得拒诊、拒收发热患者。

5.2　首诊负责制：发热门诊的医护人员要有高度的责任感和警惕性，应当掌握呼吸道病毒性传染病的流行病学特点与临床特征，掌握发热患者的临床特征、诊断标准、治疗原则，及时发现患者，避免漏诊、误诊。

5.3　及时报告：按照诊疗规范进行患者筛查，对疑似或确诊患者立即采取隔离措施并立即报告医务处和公共卫生科。公共卫生科2小时内网络直报。

5.4　严格执行发热门诊消毒隔离制度

　　5.4.1　进入诊区时，医务人员应当按照标准预防和额外预防的原则，采取"飞沫预防＋接触预防"相结合的方法，在各环节必须做好个人防护及消毒隔离工作。

　　5.4.2　接诊医务人员接触患者后要做好手消毒工作。

　　5.4.3　保持新风畅通，无通风条件时使用空气消毒设施。

　　5.4.4　离开诊区时，用速干手消毒液消毒双手，按规范顺序脱去防护服，并分别放入医疗废弃物桶，严禁穿防护服/隔离服外出。

5.5　核酸检测：发热门诊护士采样（鼻、咽拭子）登记标本，在发热门诊化验室完成快速核酸检测。

5.6　普通发热患者：医务人员对所有发热门诊就诊患者询问症状、体征和流行病学史，为所有患者进行血常规、核酸检测，必要时还要进行抗体检测和胸部CT检查。医务人员不能草率做出诊断和处理意见，绝不错过一个可疑患者，必须保证避免非典型患者因漏诊而产生严重后果。

5.7　危重发热患者：直接护送到急诊科采取单间隔离治疗。

5.8　工作职责

　　5.8.1　接诊护士

　　　　5.8.1.1　对于自行到发热门诊就诊的患者或经其他区域预检分诊后由专人送

达的患者，接诊护士应为其提供医用外科口罩，测量体温，询问流行病学史并详细登记后引导患者进入诊室就诊。

5.8.1.2 实行单人就诊，就诊患者多时，接诊护士引导有序候诊、就诊。

5.8.1.3 对疑似患者，指导其在咳嗽或打喷嚏时用卫生纸遮掩口鼻并将卫生纸丢入密闭的医疗废物容器内，不得离开发热门诊。

5.8.1.4 每日负责隔离区工作的医务人员应对患者进行体温监测并做好登记。

5.8.1.5 发现可疑医院感染病例时，遵医嘱正确留取标本，及时送病原学检查，寻找感染源和途径，控制蔓延，并报告医务处和公共卫生科。

5.8.1.6 使用中的消毒剂按规定进行浓度监测，并指导保洁人员正确使用。

5.8.1.7 严格执行无菌技术操作规范和消毒隔离制度。

5.8.1.8 做好保洁人员、接诊患者的卫生宣教、个人安全防护及管理。

5.8.2 接诊医师

5.8.2.1 严格执行无菌技术操作规范和消毒隔离制度。

5.8.2.2 准确、详细登记患者基本信息、接触史、症状、体征等，做到重要信息无漏项，可追溯。

5.8.2.3 严格执行相关诊疗流程。

5.8.2.4 掌握抗感染药物临床合理应用的原则，做到合理使用。

5.8.2.5 发现疑似病例，及时送相关项目检查，并立即报告医务处和公共卫生科。

5.8.2.6 积极配合公共卫生科进行常规监测和调查。

5.8.2.7 掌握自我防护知识，认真执行手卫生，正确使用各种防护用品并熟悉其穿脱流程。

5.9 医师抽调机制

5.9.1 成人发热门诊：以感染科、呼吸与危重症医学科、重症医学科、急诊医学科为主要力量科室，从中抽调8位医师参加发热门诊工作，同时从内分泌科、心血管内科、肿瘤内科、放疗科、肾内科、神经内科、介入科、血液内科、消化内科等内科系统抽调医师参加发热门诊工作。

5.9.2 儿童发热门诊：由儿科承担儿童发热门诊工作。

5.10 专家会诊机制

由感染科、呼吸与危重症医学科、急诊医学科、重症医学科、儿科5个科的科室主任、副主任组建7人24小时专家会诊小组，通过钉钉、微信等信息平台及时解决一线值班人员诊疗上的难题和政策性规定，必要时电话通知专家到现场会诊。

5.11 岗前培训机制：医务处牵头组织。

5.11.1 医疗救治培训：由感染科主任对新抽调入发热门诊岗位的医师进行医疗救治工作的培训。

5.11.2 防护培训：由院感科指导穿脱防护服培训，一对一考核通过，并落实"两员两监督"培训。

5.11.3　流程培训：由发热门诊护士长进行发热门诊进出、穿脱监督、物资等流程培训。

5.11.4　培训考核：抽调医师需完成岗前培训考核，经考核合格后方可上岗。

6.　流程

发热门诊就诊流程（附件）

7.　表单

无。

8.　相关文件

8.1　《中华人民共和国传染病防治法》，2013年6月29日第十二届全国人民代表大会常务委员会第三次会议修正实施。

8.2　《传染病信息报告管理规范》，2016年1月1日起实施。

8.3　《医疗机构传染病预检分诊管理办法》，2005年2月28日起实施。

8.4　《突发公共卫生事件与传染病疫情监测信息报告管理办法》，2003年11月7日发布，2006年8月22日更新实施。

8.5　《医院隔离技术规范》（WS/T311-2009），2009年4月1日发布，2009年12月1日起实施。

（涂韶松　兰　频　季伟艺）

附件：发热门诊就诊流程

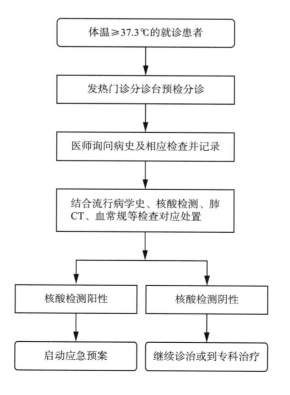

三、门诊防控管理制度

（一）门诊管理规程

1. 目的

进一步做好呼吸道病毒性传染病疫情下预检和分诊工作，规范门诊医疗、服务质量，早期筛查高风险患者，防止交叉感染，对门诊每个环节的标准进行规定，为患者提供优质的服务。

2. 范围

门诊医师、门诊护理单元、门诊部办公室工作人员及保洁、保安人员。

3. 定义

无。

4. 职责

4.1 门诊部办公室：负责门诊管理规程的制订、组织和实施工作，全面掌握并认真监督执行本规程，加强与各部门科室的联系，积极主动协调与各部门科室之间的工作关系，密切合作，使门诊有序、有效、规范开展工作。负责门诊医疗质量的日常管理、检查和监督。

4.2 门诊部护理单元：负责门诊的预检分诊、门诊服务的组织实施和护士工作的组织管理及协调，履行护士长岗位职责及门诊护士岗位职责。

4.3 门诊部医师、护士：门诊部医生认真遵守《专家（专科）门诊管理制度》，做好患者的诊疗、咨询等工作；门诊部护士认真遵守《门诊护士岗位职责》，做好患者的预检分诊、评估等工作。

4.4 临床医技科室主任：负责其科室参与门诊工作的医务人员的指派，随时了解其门诊诊疗情况，监控督导门诊医疗工作。

4.5 保洁人员：做好门诊的保洁工作。

4.6 保安人员：做好门诊的保安工作。

5. 标准

5.1 在门诊大厅醒目位置设立预检分诊处，预检分诊人员规范着装，对经预检高度怀疑呼吸道病毒性传染病的发热患者实行立即报告和陪送制度。

5.2 各临床科室均设有门诊。包括普通门诊、专病门诊、专家门诊。

5.2.1 专家门诊：由副主任医师职称及以上的医生坐诊。

5.2.2 专病门诊：由主治医师职称及以上的医生坐诊。

5.3 门诊工作时间：周一至周日，上午 8：00 ～ 11：30，下午 13：30 ～ 17：00，呼吸道病毒性传染病门诊 24 小时值班。

5.4 门诊布局及设施

5.4.1 门诊部为监控区域，设置监控区域提示标识。

5.4.2 在确保消防安全的前提下，关闭无关通道，落实专人值守，对所有进入门诊大楼的人员测量体温，全面落实预检分诊筛查工作。

5.4.3 门诊一楼大厅设有一站式综合服务中心，提供咨询服务：预检分诊；初诊挂号指导；预约服务；办理出生"一件事"；投诉受理；医疗业务专用章审核盖章，包括疾病诊断证明、病假证明、死亡证明；服务发票遗失补打；医保备案延伸服务、出国带药审核、特殊（慢性病）病种审批；门诊电子病历、化验单打印；肠镜宣教；胃肠镜、妇科病理报告单领取；异常病理报告单通知；邮寄病理报告单；失物招领；轮椅借用；小件物品寄存。

5.4.4　调整门诊大厅入口处布局，将一站式综合服务中心整体内移至门诊大厅内侧；门诊一楼入口处根据2台红外线测温仪放置位置划分出2个测温筛查区域供患者快速测温筛查后进入候诊区。

5.4.5　在预检分诊处和各楼宇间放置醒目的疫区流行病学史、就诊流程等指引和温馨提示牌，营造良好氛围，引导每一位来院患者主动配合医务人员完成预检分诊工作。

5.4.6　入口处电子屏循环播放疫区期间就诊注意事项，提醒和指导患者及家属务必规范佩戴口罩。

5.4.7　门诊多功能自助机为患者提供预约取号、预约挂号、当天挂号、自助缴费、打印化验报告单、打印门诊电子病历、自助查询等功能。

5.4.8　门诊各楼层设置明显的指示牌，指引患者到相应科室就诊、检查。

5.4.9　发放呼吸道病毒性传染病疾病健康教育资料，指导患者自觉做好自我防护。各楼层候诊区备有常见疾病、专科疾病、应用手册等健康教育知识宣教单。

5.4.10　保持门诊环境通风，空调使用严格按照医院空调使用管理制度；定时对门诊各区域使用含氯消毒剂进行消毒处理，至少2次/天，包括诊室、卫生间及整个门诊地面；咨询台、自助机等设备仪器采用75%乙醇溶液喷洒消毒，至少2次/天。

5.4.11　诊区内的医疗废物用双层黄色塑料袋封装，放置在专用垃圾桶内，由专人回收处理。非医疗区域的生活垃圾用黑色塑料袋存放，送生活垃圾暂存处。

5.5　门诊人员出入管理

5.5.1　患者来院前申请好"健康码"、"行程码"，在门诊一楼大厅入口处测量体温，主动出示"健康码"、"行程码"。若无健康码、行程码，测量体温后，指引患者出示身份证/社保卡/就诊卡等有效证件到预检分诊处询问流行病学史进行人工筛查，填写预检分诊筛查表。

5.5.2　健康码为"绿码"的人员，凭健康码自助筛查单或预检分诊筛查表进入门诊大楼至相应诊区就诊；如为"黄码"人员，带领患者至黄码等候区，根据患者情况进一步预检筛查；如为"红码"人员，立即行单独区域隔离，护送患者至发热门诊就诊（必要时通知保安，防止"红码"人员擅自离开）。

5.5.3　对于未佩戴口罩或口罩不符合规定的患者及家属，免费发放一次性医用口罩，并指导规范佩戴。

5.5.4 患者就诊时尽量减少陪同人员，如无特殊需要，每位患者仅限一位家属陪同。非门诊、住院患者，一律不得进入门诊大楼。特殊情况需征得医务人员同意，方可进入。

5.5.5 维持好秩序，排队保持1米以上安全距离。

5.5.6 鼓励患者预约就诊、智慧结算，减少现场挂号、缴费。实行实名制分时段预约就诊，预约成功的患者携带社保卡/就诊卡，按预约时间提前5～20分钟到院。

5.5.7 医务人员、保安、保洁等人员凭工作证、穿工作服，方可出入门诊大楼。

5.6 预检分诊管理

详见前文《门诊预检分诊制度》内的"5.2.4呼吸道病毒性传染病预检分诊流程"。

5.7 门诊医疗质量与服务质量管理

5.7.1 加强门诊出诊医师的管理，将考核结果在每季度医院周会上通报并纳入医生个人考核。

5.7.2 医生做好个人防护，严格控制诊间人数，遵守"一人一诊"管理；执行手卫生，医务人员接待患者时做到"一患一消"。

5.7.3 合理安排就诊流量，候诊区、窗口等区域人与人之间应间隔1米以上，候诊区等候时间原则上不超过30分钟。

5.7.4 若某科门诊挂号人次明显超出接诊医生的接诊能力，启动《门诊医疗资源调配制度》，由门诊办公室与临床科室共同协调解决。服从门诊部统筹管理，根据医生门诊量及患者需求合理开放号源，合理配备各科室诊间数，提高诊室的使用率。

5.7.5 专家出诊日需要调整时，OA提交《专家出诊日调整申请表》，经科主任、医务处、门诊部主任批准后执行。普通门诊医生由各临床科室按照门诊管理要求派遣。

5.7.6 呼吸道病毒性传染病防控期间出诊医生可为慢病特病维持治疗的患者开具3个月药量的处方。

5.7.7 为了保证患者的顺利就诊，门诊医生不得随意停诊或换诊；因特殊情况需停诊时，按《专家（专科）门诊管理制度》规定，应在出诊前1周（至少1天）通知预约诊疗小组人员，及时修改更新出诊号源，并发短信或打电话通知已预约的患者；同时，在门诊大厅显著位置发布停诊信息。

5.7.8 按《专家（专科）门诊管理制度》严格执行专家（专科）门诊出诊管理。对门诊部、临床科室、医务处、信息中心等职能科室制订部门工作职责；对专家门诊准入条件和申请流程进行规范管理；对按时到岗、停诊替诊、号源设置制订规定；因迟到、擅自临时停诊造成投诉者，按院部制度奖惩。

5.7.9 不向他人公开患者的诊疗资料，医生给异性患者检查时应有第三者在场。

5.7.10 各检查科室有保护患者隐私的措施。

5.7.11　根据门诊每日就诊人次，调整人力配置，动态配置体温监测和引导护士、导医的人数，以及各诊区二级分诊台护士、导医的人数。

5.7.12　根据门诊患者实时流量调整测温筛查通道数量和工作人员岗位。

5.7.13　全员培训呼吸道病毒性传染病防疫相关知识、门诊开诊各项规范和要求及预检分诊工作注意事项等。

5.7.14　定期传达院部周会内容，布置院部指令性任务及工作强调事项。

5.7.15　每季度门诊部召开科务会议，总结反馈门诊管理中存在的问题，分析改进。

5.7.16　质管处、门诊部安排专人对门诊病历进行质量抽查，每季度一次，汇总检查结果，对存在的问题进行分析改进，并督促实施。

5.7.17　护理部对门诊部护理工作质量进行考核，每季度一次，汇总检查结果，对存在的问题进行分析改进，并督促实施。

5.7.18　每月进行一次"门诊患者满意度调查"，分析调查结果。针对存在的问题设定改进点，制订质量改进方案并组织实施。

5.7.19　根据《医疗投诉处理制度》做好门诊患者投诉接待及处理工作。对门诊不能解决的投诉，上转医务处（投诉管理办公室）工作人员协助解决。

5.7.20　门诊医师按《病历书写规范管理制度》给就诊患者建立门诊电子病历。

5.8　门诊急危症患者的处理

5.8.1　患者病情突然加重，出现抽搐、癫痫发作、昏迷、休克、心搏呼吸骤停等危及生命的症状时，现场医护人员应立刻启动《全院急救紧急呼叫及应急复苏管理制度》进行抢救，及时与急诊医学科联系并转送。

5.8.2　为了保障急诊医学科正常的秩序，严禁门诊医生将无急诊救治指征的门诊患者转移到急诊医学科治疗。

5.8.3　对于有住院指征的患者，门诊医生有权收治住院治疗；原则上只收治本专业或本学科的患者。

5.9　健康码红码人员一律至发热门诊就诊；健康码黄码人员根据患者病情安排单独诊间诊治；医师进入诊室前做好自我防护；特殊科室的患者，如眼科、耳鼻咽喉科、妇产科患者，由专科医生携带相关器械至急诊隔离诊室进行诊治。

5.10　门诊疑难患者的处理：门诊医生遇有疑难疾病，应及时邀请会诊，多学科联合门诊（简称MDT），符合MDT讨论条件的，及时组织MDT讨论，具体参照《门诊疑难病例及多学科会诊工作制度》执行。

5.11　不遵守门诊医疗建议患者的处理：门诊患者有义务遵守医疗建议，否则可能造成损害。诊疗过程中，对不遵守医疗建议离开医院的患者（如拒绝相关检查或治疗），医生应告知治疗不充分的风险，并要求患者或家属签字。门诊患者擅自离院时，如医师判断患者可能面临治疗不当的风险，甚至造成永久性伤害或死亡的，应及时联系患者，将潜在风险告知患者（详细内容见《患者不遵医嘱擅自离院管理制度》）。对于有传染病和存在自残或伤害他人倾向的患者，应设法与患者或其代理人取得联系，以告知潜在风险。在院内查找无果，报备医务处的同时，应告知警方，并根据情况通知疾控部门。

5.12 检查延迟患者的处理：当由医院原因（如机器故障等）造成患者检查延迟时，如患者已预约B超、CT、磁共振等检查，检查科室医务人员通过现场或电话的方式与患者沟通，告知延迟的原因，协商调整检查时间或提供符合其临床需求的替代方案的相关信息。

5.13 当日门诊复诊患者由同一专科的医师来处理。

5.14 门诊部每月对门诊质控指标进行监测、数据收集，反馈给临床科室分析改进。每季度对门诊各临床科室质控指标进行考核评分，上报质量管理处，并将奖惩明细上报绩效管理处。

5.15 严格遵循院感防控相关规定执行，降低发生感染的风险。

5.16 门诊部配合公共卫生科做好传染病、慢病报卡的管理工作。

5.17 针对门诊服务流程的更改及时进行多种形式的员工培训。

5.18 门诊医生严格按照《医学证明开具及证明盖章管理制度》为患者开具证明书。

5.19 门诊部工作需多个部门和科室参与，要共同严格执行管理规程，协商和处理问题或异议，相互支持、密切配合。

6. 流程

门诊就诊流程（附件）

7. 表单

无。

8. 相关文件

8.1 《门诊医生管理规定》

8.2 《门诊医疗资源调配制度》

8.3 《专家（专科）门诊管理制度》

8.4 《医疗投诉处理制度》

8.5 《全院急救紧急呼叫及应急复苏管理制度》

8.6 《门诊疑难病例及多学科会诊工作制度》

8.7 《患者不遵医嘱擅自离院管理制度》

8.8 《医学证明开具及证明盖章管理制度》

（何登伟 潘锋君）

附件 : 门诊就诊流程

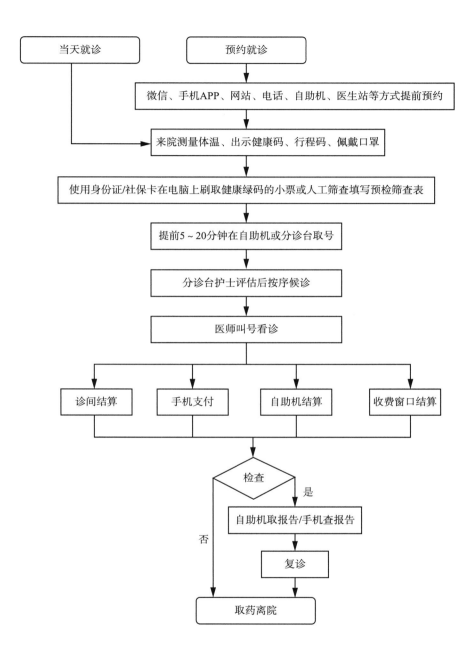

（二）门诊护理管理制度

1. 目的

　　进一步做好呼吸道病毒性传染病期间门诊的预检分诊工作，规范门诊护理服务质量，避免引发医院内外交叉感染，确保患者就诊安全，及时排查疑似传染患者，治疗发热患者。

2. 范围

本制度适用于普通门诊及发热门诊工作。

3. 定义

无。

4. 职责

4.1 护士长：负责制订管理规程、组织和实施工作，全面掌握并认真监督执行本规程，负责发热门诊护理质量的日常管理、检查和监督。

4.2 护士：认真履行岗位职责，做好患者的预检分诊等工作。

4.3 患者和家属：配合医务人员做好预检分诊及流行病学调查工作，有序就诊。

5. 标准

5.1 门诊布局、设施及管理

5.1.1 普通门诊布局、设施及管理（详见门诊管理规程）

5.1.2 门诊布局及设施

5.1.2.1 发热门诊为监控区域，设置监控区域提示标识。

5.1.2.2 独立设置，通风良好，并与其他门急诊相隔离，有明显的标志。

5.1.2.3 将医务人员与患者的通道分开。室内分为清洁区、半污染区和污染区。设立候诊室、诊室、观察室、X线检查室、检验室和输液治疗室等。

5.1.2.4 在候诊室放置醒目的疫区流行病学史、就诊流程等指引和温馨提示牌。

5.1.2.5 诊区内配置多功能自助机，为患者提供自助缴费、打印化验报告单、打印门诊电子病历、自助查询等功能。

5.1.2.6 候诊区备有呼吸道病毒性传染病健康教育知识宣教单。

5.1.2.7 保持发热门诊环境通风，保持诊室空气流通，严禁使用中央空调；用等离子空气消毒仪空气消毒，至少每天2次；候诊区同时候诊患者数量≥8人次以上时，持续进行空气消毒。

5.1.2.8 诊室内一切诊疗用品专室专用，物体表面用1000mg/L含氯消毒剂擦拭，每天至少2次，包括诊室、卫生间及整个门诊地面；电子耳温仪、听诊器、书写笔等用一次性表面消毒巾擦拭；预检分诊台、自助机等设备仪器采用75%乙醇消毒，每天至少2次。

5.1.2.9 区域内的医疗废物及生活垃圾均使用双层黄色塑料袋封装，放置在专用垃圾桶内，由专人回收处理；医疗垃圾桶及医疗废物转运箱使用含氯消毒剂消毒处理。

5.1.2.10 盛排泄物或呕吐物的容器用1000mg/L的含氯消毒剂加盖消毒。

5.2 门诊人员出入管理（详见"门诊管理规程"）

5.3 预检分诊管理

5.3.1 普通门诊预检分诊管理

5.3.1.1 施行单向流动，出入口分开管控。

5.3.1.2 设置三级预检分诊，严防漏筛查现象。一级分诊：门诊入口处护士使用红外线测温仪测量体温，进行预检筛查；二级分诊：重点科室（呼吸科、感染科）分诊台护士再次使用耳温仪测量体温，再次进行预检筛查；三级分诊：到达诊室后，医师详细询问患者的流行病学史。

5.3.1.3 对红外线测温仪测量出体温≥37℃的人员，重新使用耳温仪复测体温，必要时使用水银体温计测量。复测体温≥37.3℃的人员登记后护送至发热门诊就诊。

5.3.1.4 加强预检分诊工作，严格落实体温检测及流行病学史询问，对疑似人员做好信息登记，由预检工作人员护送至发热门诊就诊。

5.3.2 呼吸道病毒性传染病门诊预检分诊管理

5.3.2.1 加强预检分诊工作，使用耳温仪测量体温，严格进行流行病学史询问，对疑似人员做好信息登记后分诊。患者进入诊室后，医生再次详细询问患者的流行病学史。

5.3.2.2 预检分诊时，除测量体温外，医护人员还应询问患者来院的主要不适症状，近期有无中高风险地区及境外疫情传播地区旅行居住史、可疑人员接触史等。

5.3.2.3 对于排除与呼吸道病毒性传染病有关的发热患者，预检分诊时告知患者行专科门诊就诊或普通医学观察等，避免让所有发热患者进入发热门诊，增加交叉感染的机会。

5.4 质量管理

5.4.1 严格遵守"一人一诊"管理，执行手卫生，医务人员接待患者时做到"一患一消"。

5.4.2 根据门诊每日就诊人次，调整人力配置，动态配置体温监测和引导护士、导医人数，以及各诊区二级分诊台护士、导医人数。

5.4.3 若某科门诊挂号人次明显超出接诊能力时，启动《门诊医疗资源调配制度》，护士汇报门诊部办公室，及时协调解决。

5.4.4 组织全员培训防疫相关知识、门诊开诊各项规范、要求及预检分诊工作注意事项等；对进入呼吸道病毒性传染病门诊工作的护士，除培训防疫相关知识、诊疗方案、呼吸道标本采集及预检分诊工作外，还需组织培训呼吸道病毒性传染病门诊布局、就诊流程、诊疗路线等工作注意事项。

5.4.5 发热门诊区域的防护物资设备由专人管理，层层把控，每日按需补充配置，避免浪费。

5.4.6 严格遵循院感防控规定执行，降低发生感染的风险。个人防护用品穿脱专项考核合格后方能上岗。

5.5 门诊急危症患者的处理

5.5.1 患者病情突然加重，出现抽搐、癫痫发作、昏迷、休克、心搏呼吸骤停等危及生命的症状时，现场医护人员应立刻启动《全院急救紧急呼叫及应急复苏管理制度》进行抢救，及时与急诊医学科联系并转送。

5.5.2 为了保障急诊医学科正常的秩序，严禁将无急诊救治指征的门诊患者转移到急诊医学科治疗。

6. 流程

无。

7. 表单

无。

8. 相关文件

8.1 《门诊医疗资源调配制度》（现代医院内部管理制度）

8.2 《全院急救紧急呼叫及应急复苏管理制度》（现代医院内部管理制度）

（何登伟　吴曙霞）

四、急诊医学科防控管理制度

（一）急诊医学科工作管理制度

1. 目的

进一步做好呼吸道病毒性传染病疫情防控工作，阻断病原体传播，降低感染发生风险，保障人民群众和医务人员的生命健康安全。

2. 范围

急诊医学科医护人员、保洁、保安人员。

3. 定义

无。

4. 职责

4.1 科主任、护士长：负责急诊管理规程的制订、组织和实施工作，全面掌握并认真监督执行本制度，积极主动协调与各部门科室之间的工作关系，密切合作，使急诊有序、有效、规范开展工作。负责急诊医疗质量的日常管理、检查和监督。

4.2 预检分诊护士：认真执行预检分诊标准，做好患者的预检分诊、分区工作。

4.3 抢救室医生、护士：做好患者的接诊、治疗、抢救、转运等工作。

4.4 保洁人员：做好急诊的保洁工作。

4.5 保安人员：做好急诊的保安工作。

5. 标准

5.1 急诊环境管理

5.1.1 保持急诊环境通风，空调使用严格按照医院空调管理制度运行。

5.1.2 定时对急诊各区域进行消毒处理，包括抢救室、清创室、诊室、卫生间及整个急诊地面。消毒处理工作见《消毒隔离制度》。

5.1.3 非急诊、患者及其陪护人员，一律不得进入急诊大门。特殊情况需征得医务人员同意，方可进入。

5.1.4 急诊隔离间及洗消间内的医疗废物用双层黄色塑料袋封装，放置在专用垃圾桶内，由专人回收处理。非医疗区域的生活垃圾用黑色塑料袋存放，送生活垃圾暂存处。

5.2 急诊人员出入管理

5.2.1 在确保消防安全的前提下，关闭无关通道，落实专人值守，对所有进入急诊大门的人员测量体温，全面落实预检分诊筛查工作。预检分诊筛查工作见《急诊医学科护理管理制度》。

5.2.2　患者来院前申请好健康码，在急诊一楼大厅入口处测量体温，主动出示本人身份证/社保卡/就诊卡，由工作人员在电脑系统刷卡领取"健康码自助筛查单"。若无健康码，测量体温后出示身份证/社保卡/就诊卡/驾驶证等有效证件，由护士询问流行接触史人工筛查，填写预检分诊筛查表。

5.2.3　健康码为"绿码"的人员，凭健康码自助筛查单或预检分诊筛查表进入第二次分诊，根据病情由分诊护士分诊后进入相应区域就诊；如为"黄码"人员，带领患者至黄码等候区，根据患者情况进一步预检筛查；如为"红码"人员，将病情稳定的患者护送至发热门诊就诊，病情重的安置在急诊隔离间。

5.2.4　就诊患者及其家属必须佩戴口罩。

5.2.5　患者就诊时尽量减少陪同人员，如无特殊需要，每位患者仅限一位家属陪同。

5.2.6　维持好秩序，排队保持1米以上的安全距离。

5.2.7　医务人员、保安、保洁等人员凭工作证、穿工作服，方可出入急诊大门。

5.3　急诊预检分诊管理，预检分诊筛查工作见《急诊医学科护理管理制度》。

5.4　诊间管理

5.4.1　医生做好个人防护，严格控制诊间人数；在询问病史前要先进行患者流行病学史问诊。

5.4.2　严格遵守"一人一诊"管理；执行手卫生，医务人员接待患者时做到"一患一消"。

5.4.3　合理安排就诊流量，候诊区、窗口等区域人与人之间应间隔1米以上，候诊区等候时间原则上不超过30分钟。

5.4.4　抢救室家属限陪一人，谢绝探视。

5.5　全员培训防疫相关知识、预检分诊工作注意事项等。

5.6　健康码：根据政府在个人手机上的健康码进行分类就诊。

5.6.1　绿码

5.6.1.1　有发热及呼吸道症状，发热门诊就诊。

5.6.1.2　无发热及呼吸道症状，急诊分诊就诊。

5.6.1.3　有发热并伴有明确非呼吸道症状，急诊分诊就诊。

5.6.2　黄码

5.6.2.1　需要急诊紧急处理（如外伤或生命体征不稳定），急诊指定区域就诊。

5.6.2.2　不需要急诊紧急处理，门诊指定区域就诊。

5.6.3　红码

5.6.3.1　不需要急诊紧急处理，发热门诊就诊。

5.6.3.2　需要急诊紧急处理（如外伤或生命体征不稳定），急诊隔离间就诊。

5.7　保洁人员工作要求

5.7.1 按照疫情期间的消毒隔离要求进行通风、地面消毒、高频接触物品的消毒。

5.7.2 正确执行污染体液、呕吐物的处理。

5.7.3 急诊隔离间及洗消间内所有垃圾桶均采用双层黄色医疗废物袋，袋口封闭扎紧后放入周转箱。

5.8 保安人员工作要求

5.8.1 保安人员24小时在岗，按照卡口管理要求，认真执行出示绿码、测温、戴口罩等操作后放行。

5.8.2 引导发热患者到发热门诊就诊，途中做好自身防护，距离大于1.5米。

6. 流程

急诊医学科患者就诊流程（附件）

7. 表单

无。

8. 相关文件

8.1 《消毒隔离制度》（2020年修订）

8.2 《急诊医学科护理管理制度》（2020年修订）

（涂韶松　潘群婕）

附件：急诊医学科患者就诊流程

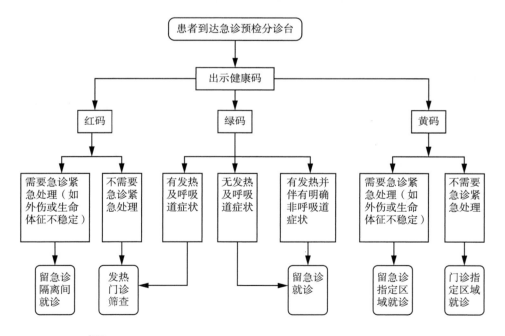

备注：
个人史着重询问：近14天内有无发热或呼吸道症状病史；近14天内有无中高风险地区旅游居住史；近14天内有无国外回国史或接触过归国人员；近14天内有无接触过确诊人员；近14天有无接触过的人员被隔离治疗。

（二）急诊医学科院前工作制度

1. 目的

保障院前工作人员接送呼吸道病毒性传染病疑似患者时，急诊医学科医疗秩序正常运行和医疗安全，将院前工作人员接送呼吸道病毒性传染病疑似患者对科室造成的影响降至最低。

2. 范围

本制度适用于急诊医学科院前工作。

3. 定义

急诊医学科院前工作制度是指因院前工作人员使用救护车接送呼吸道病毒性传染病疑似患者而采取的应对措施。

4. 职责

4.1　院前医生：在保证安全的防护下，对患者进行准确评估，必要处理，安全护送。

4.2　驾驶员：负责行车安全及救护车消杀工作。

5. 标准

5.1　院前医生及驾驶员接送防护

5.1.1　确诊患者：三级防护，详见《个人防护用品使用管理制度》。

5.1.2　疑似患者：二级防护，详见《个人防护用品使用管理制度》。

5.1.3　普通急诊患者：一级防护，详见《个人防护用品使用管理制度》。

5.2　救护车转运患者后终末消毒处理，详见《消毒隔离制度》。

5.3　救护车上废弃的医用防护用品及患者被服消毒标准：详见《消毒隔离制度》。

6. 流程

患者接送流程（附件）

7. 表单

无。

8. 相关文件

8.1　《个人防护用品使用管理制度》

8.2　《消毒隔离制度》

（涂韶松　潘群婕）

附件：患者接送流程

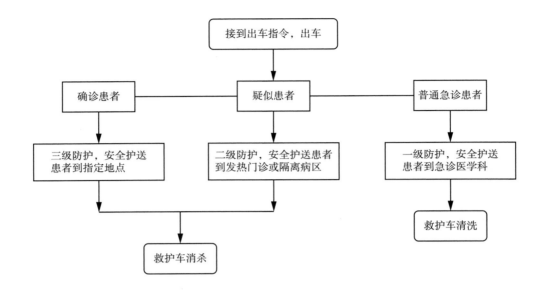

（三）急诊医学科护理管理制度

1. 目的

   保障呼吸道病毒性传染病疫情期间，进一步做好呼吸道病毒性传染病预检分诊工作，规范急诊护理服务质量，早期筛查高风险患者，防止交叉感染，对急诊每个环节的标准进行规定。

2. 范围

   急诊医学科护理管理制度适用于急诊医学科工作的护理人员、保洁人员、保安人员。

3. 定义

   无。

4. 职责

   4.1　护士长：负责急诊管理规程的制订、组织和实施工作，全面掌握并认真监督执行本规程，负责急诊护理质量的日常管理、检查和监督。

   4.2　护士：认真履行岗位职责，做好患者的预检分诊、抢救等工作。

   4.3　保洁人员：严格执行消毒隔离规范，做好急诊的保洁工作。

   4.4　保安人员：按要求做好卡口管理，做好急诊的保安工作。

5. 标准

   5.1　预检分诊个人防护要求参照《个人防护用品使用管理制度》执行。

   　　5.1.1　按二级防护执行。

   　　5.1.2　穿脱防护用品时由专人督查。

   5.2　预检分诊工作要求

   　　5.2.1　设置三级预检分诊，严防漏筛查现象。一级分诊台设在急诊大厅入口，24

小时分诊，每班1名护士，1名保安。

5.2.2 急诊患者就诊，首先测体温（耳温），体温＜37.3℃的打印健康码（电脑操作），注明体温。陪同人员处理流程同患者，在打印出来的单子的右上角注明"家属"或"陪护"。具体流程见附件一。

5.2.3 体温≥37.3℃的，用手工的健康码筛查单或无健康码的筛查单：按分诊筛查表的内容认真询问并填写，由患者交给医生，医生不接诊没有筛查表的患者。陪同人员体温正常才可以进入急诊大厅，一般留一位陪护，特殊情况需要两位陪护。具体见附件二。

5.2.4 进入急诊就诊的患者需戴好口罩，无口罩患者，分诊护士负责发放口罩并指导其佩戴好。

5.2.5 有发热及呼吸道症状或健康码为红码的患者，若非危重症，由专人带到发热门诊就诊。危重症在急诊隔离间救治。

5.2.6 身份不明患者，如无家属的昏迷患者、不能明确接触史的患者，应做好防护，安置于急诊隔离间进行救护。

5.2.7 隔离点患者：均由救护车去接，轻症患者送隔离病房，危重、外伤及五官科患者安置在急诊隔离间，院前医生事先通知急诊科做好防护措施，做好重点提醒交班。不需要住院者回隔离点前先打电话和隔离点联系，由救护车送回。

5.2.8 分诊台备纸巾，患者有咳嗽时指导用纸巾捂住口鼻，不能直接咳嗽或打喷嚏。

5.3 消毒隔离按《消毒隔离制度》执行。

5.4 二级预检分诊参照《急诊预检分诊相关制度》执行。

5.5 注意事项

5.5.1 急诊通道保留一个入口，一级分诊护士流行病学调查后进入二级预检分诊，区分轻重缓急。

5.5.2 需急诊处理的发热患者或身份不明的患者安置在独立急诊隔离间治疗。

5.5.3 有发热、呼吸道症状的患者到发热门诊。非发热呼吸道症状患者，危重症者进入急救区，普通急诊患者进入诊疗区就诊，避免交叉感染。

6. 流程

无。

7. 表单

7.1 《×××医院预检分诊筛查表（健康码）》（附件一）

7.2 《×××医院预检分诊筛查表》（附件二）

8. 相关文件

无。

（涂韶松 叶健晓）

附件一：×××医院预检分诊筛查表（健康码）

×××医院预检分诊筛查表

为落实呼吸道病毒性传染病依法防控措施，根据××省突发公共卫生事件一级应急响应要求，防范发生院内交叉感染，来院就诊者请如实填写以下信息，否则将承担相关法律责任！！！

姓名　　　　　身份证号　　　　　　　　　　　　　体温：　　℃

健康绿码：　□绿码　　□黄码　　□红码

限1～2位陪同人员，陪同人员：

姓名　　　　　身份证号　　　　　　　　　　　　　体温：　　　℃

健康绿码：　□绿码　　□黄码　　□红码

姓名　　　　　身份证号　　　　　　　　　　　　　体温：　　℃

健康绿码：　□绿码　　□黄码　　□红码

　　　　　　　　　　　　　分诊人员签名：　　年　月　日　时

注意：请妥善保管本表，就医时交给医生，无筛查表，无法就诊！

附件二：×××医院预检分诊筛查表

×××医院预检分诊筛查表

　　××市已启动重大公共卫生事件一级响应，根据相关规定，请如实填写以下信息，否则将承担相关法律责任！此表就医时交给医生，无此表均不予诊治！

患者体温：　　℃　　陪同人员姓名：　　　　陪同人员体温：　　℃

一、重要信息：

姓名　□男□女

本人电话（或陪同人员）：　　　　　　身份证号：

现住地址：

二、来自：

1.市域外：　　　省　　　市（市）　　县　　　镇

2.市域内：

三、流行病学调查：

1.发病前14天内旅行史？

□无□有：日期　　　　　地区

2.发病前14天内是否接触过确诊为冠状病毒肺炎的患者？

□是□否

3.发病前14天内您家人或您所接触的人是否有发热、呼吸道症状？

□无□有

4.近14天内您是否出现过发热？□是□否

如有发热，您的体温最高是多少？　　℃　□不清楚

　　　　　　　　　　　分诊人员签名：　　　　年　月　日　时

（四）急诊手术管理制度

1. 目的

确保疑似或确诊呼吸道病毒性传染病患者急诊手术时符合感染预防与控制的基本要求，保护患者和工作人员的安全，降低感染的风险。

2. 范围

本制度适用于参与手术的外科医生、麻醉医生及手术护士。

3. 定义

3.1　负压手术间：通过特殊通风装置，使室内的空气按照由清洁区向污染区流动，手术间压力低于室外压力，所排出的空气需经处理，确保对环境无害。

3.2　三级防护：为呼吸道传染疾病或疑似传染疾病者进行吸痰、呼吸道采样、气管插管、手术和气管切开等时，有可能发生患者分泌物及体内物质的喷射、飞溅等情况，污染操作者或周围环境时，个人防护需要一次性工作帽、医用防护口罩、防护镜/防护面屏、医用防护服、一次性防渗隔离衣、乳胶手套、一次性防水鞋套、防水靴。若使用全面型呼吸防护器或正压式头套，无须戴护目镜和医用防护口罩。

4. 职责

4.1　院感科：负责指导流程制订、培训及日常督查。

4.2　护士长：负责急诊手术流程制订，组织学习、演练及日常检查。

4.3　相关科室医务人员、麻醉医生和护士：认真学习并掌握急诊手术流程，并按流程严格执行。

5. 标准

5.1　术前准备

5.1.1　手术间安排

5.1.1.1　手术应安排在负压手术间，术前30分钟开启净化和负压系统，使手术间处于负压状态。

5.1.1.2　精简手术间内用物，移走手术不需要的仪器设备和物品，遮盖不易清洁的物品表面，如键盘、设备脚踏等。手术床铺单应使用一次性防渗漏铺单。

5.1.1.3　将手术间电动自动门改为手动模式。手术间门上应有醒目标识——"呼吸道病毒性传染病"。

5.1.2　手术物品准备

5.1.2.1　根据手术需要备齐手术用物，尽量避免手术中开门取物，包括常规仪器设备、手术器械、敷料、一次性手术耗材、安全留置针、无针输液接头、输液液体和药品等。手术尽量使用一次性物品，特别是应使用一次性手术铺单及手术衣等。复用的设备配件等物品尽量使用一次性保护套加以保护。

5.1.2.2　手术间内使用电动负压吸引器，使用一次性吸液袋。

5.1.2.3　手术间内应准备医疗废物专用包装袋、利器盒、标本袋、含氯消毒剂、器械浸泡容器、各类清洁工具、封扎带、标记贴、标记笔、转运箱、喷壶等。

5.1.3　手术人员着装

5.1.3.1　进入手术间内的工作人员均应按照三级防护标准着装。

5.1.3.2　参加手术的人员按常规要求进入手术室，手消毒、换鞋、更换洗手衣裤、戴一次性手术帽、戴医用防护口罩，在镜前检查密闭性；到达缓冲区穿防护服、戴护目镜、穿鞋套、手消毒。

5.1.3.3　穿防护服流程见附件一、附件二

5.1.4　患者转运

5.1.4.1　接送疑似或确诊的呼吸道病毒性传染病手术患者的转运车应专车专用，转运车上应铺一次性防渗透铺单，并标注"呼吸道病毒性传染病"标识。手术结束后做好转运车的终末消毒。

5.1.4.2　转运过程中，呼吸道病毒性传染病患者在病情许可的情况下应佩戴一次性医用外科口罩或医用防护口罩，用一次性防渗透铺单覆盖全身。

5.1.4.3　转运路线应遵守医院规定，转运患者从专用电梯、专用通道出入手术间，避免中途停留，同时，应有专人提前疏通转运通道，减少无关人员暴露。

5.1.4.4　转运呼吸道病毒性传染病手术患者的人员应做好自身防护，按规定穿防护服、佩戴医用防护口罩、护目镜/防护面屏、手套、鞋套等。

5.2　术中管理

5.2.1　手术患者　非全身麻醉患者手术中应全程佩戴医用外科口罩；全身麻醉患者在麻醉面罩与呼吸回路之间加装呼吸滤器，同时麻醉机的吸入及呼出端各加装一个呼吸滤器；术后按照国家相关感染管理规范消毒麻醉用品及设备。

5.2.2　手术人员着装　进入手术间内的人员应严格按照三级防护标准着装，术中一旦发生喷溅污染防护装备、手套破裂等情况，应及时更换。每次接触患者后应立即进行快速手消毒。

5.2.3　手术人员管理

5.2.3.1　手术间和缓冲间的门保持关闭状态，非手术人员严禁入内。

5.2.3.2　手术间严格遵守"只进不出"的原则。手术过程中任何人员不得离开手术间，如临时需要增加手术人员，可与手术间外巡回护士沟通协调。

5.2.3.3　巡回护士监督手术间内所有人员的感染防控技术，发现问题及时指出并纠正，防止发生手术人员的职业暴露。

5.2.4　护理操作防控措施

5.2.4.1　洗手护士加强与手术医师的沟通，密切配合，稳、准地传递器械，避免血液、体液喷溅造成污染。

5.2.4.2　静脉注射和术中抽药、给药等应遵循安全注射的原则，避免发生针刺伤。

5.2.4.3　手术过程中传递锐器时须采用无触式传递方法，术毕锐器放在利器盒内，避免发生锐伤。

5.2.4.4　手术中手套发生破损应及时更换。

5.2.4.5　洗手护士负责监督手术台上人员的防护措施是否到位，包括手套有无破损、手术衣是否污染、防护屏是否移位等。

5.2.4.6　护目镜的雾气影响手术中的操作，术前可在护目镜的镜片上涂抹肥

皂水或防雾剂，以保证术中操作的精准性。

5.2.4.7　巡回护士如需接触可见污染物（血液、体液、排泄物、分泌物等），需加戴一层检查手套，用后丢弃，进行手消毒；静脉穿刺操作时加戴一次性无菌手套，用后丢弃再手消毒。

5.2.4.8　巡回护士不慎被患者血液、体液、分泌物、排泄物污染手套时，应立即脱掉外层手套，快速手消毒后更换手套。

5.2.4.9　手术中，环境和物体表面一旦被污染，应随时处理。少量污染物可用一次性吸水材料（如消毒湿巾等）蘸取将其清除，再用含有效氯2000mg/L的含氯消毒剂进行擦拭；大量污染物应使用一次性吸水材料完全覆盖后用含有效氯2000mg/L的含氯消毒剂倒在吸水材料上，作用30分钟以上，再清除干净。

5.3　术后处理

5.3.1　患者转运

5.3.1.1　术毕患者应在原手术间内进行麻醉复苏。

5.3.1.2　患者转运应继续使用术前所用的转运车。在转运途中，根据病情，患者应佩戴一次性医用外科口罩或医用防护口罩。

5.3.1.3　根据患者病情，参加转运的人员可以是参与手术的麻醉医生、手术医生、手术间外的巡回护士。

5.3.1.4　参与转运的手术人员应在手术间内先消毒双手，依次脱去外层一次性手术衣及外层手套、防护面屏、外科口罩、手术帽、外层鞋套，手消毒后方可出手术间。到缓冲区再次手消毒、穿一次性手术衣，戴帽子、穿鞋套，手消毒后按照医院规定的路线护送患者到指定的隔离病房。

5.3.2　复用手术物品处理

5.3.2.1　复用手术器械处理：遵循"先消毒、后清洗、再灭菌"的原则。术后将手术器械置于盛有1000mg/L含氯消毒剂的容器，浸泡消毒60分钟后，再放入双层防渗漏收集袋，采用鹅颈结式封口，分层封扎，包外标注"呼吸道病毒性传染病"标识，送消毒供应中心进行后续处理。

5.3.2.2　复用防护用品处理：直接放入盛有1000mg/L含氯消毒剂的容器内浸泡消毒30分钟，然后送消毒供应中心进行后续处理。

5.3.2.3　布类、纺织品处理：一次性使用，放入双层黄色医疗废物专用包装袋中，采用鹅颈结式封口，分层封扎。同时医疗废物专用包装袋外标签应标注"呼吸道病毒性传染病"标识，按医疗废物集中焚烧处理。

5.3.3　医疗废物

5.3.3.1　手术中所产生的废弃物（包括医疗废物和生活垃圾）均视为医疗废弃物，均按照感染性医疗废物进行处理。放入双层黄色医疗废物专用包装袋中，采用鹅颈结式封口，分层封扎。同时医疗废物专用包装袋外标签应标注"呼吸道病毒性传染病"标识。

5.3.3.2　在离开污染区前对医疗废物转运箱表面用含有效氯2000mg/L的含氯消毒剂喷洒消毒，并标注相应信息和标识。

5.3.3.3　清洁区产生的医疗废物按照常规的医疗废物处置。

5.3.3.4　除常规要求外，医疗废物应设置单独区域封闭暂存，并尽快交由相关部门进行处置，优先转运，严格交接并记录。

5.3.3.5　暂存处地面用1000mg/L的含氯消毒剂进行消毒。

5.3.3.6　手术标本采用双层标本袋盛装，送检时在外层再加一个大一号的标本袋，并确保最外层不被组织污染，注明"呼吸道病毒性传染病"标识；放入密闭转运箱中由工人及时送至病理科，禁止通过传输系统传送。

5.3.4　手术间终末消毒

5.3.4.1　由手术间内巡回护士和洗手护士共同完成，包括术毕清洁消毒手术间内可见污物、整理医疗废物、关闭手术间层流和送风。

5.3.4.2　转运车床垫拆卸后，表面按照手术间物体表面消毒方法处理。

5.3.4.3　物体表面消毒：地面使用1000mg/L的含氯消毒剂擦拭，保持30分钟后用清水拖地；器械车、仪器设备、操作台等表面，使用1000mg/L的含氯消毒剂擦拭，保持30分钟后再用清水擦拭。

5.3.4.4　空气净化系统：通知总台工程技术人员，按相关规范要求对负压手术间高效过滤器和回风口过滤器进行更换，擦拭、消毒排风口、回风口与送风口。

5.3.4.5　负压手术间消毒处理完毕后，应进行物体表面和空气采样检测，结果合格后方可用于非呼吸道病毒性传染病患者的手术。

5.3.5　手术人员出手术室

5.3.5.1　手术人员离开手术间前，应在手术间内依次脱去外层一次性手术衣及外层手套，手消毒后方可出手术间；到处置室脱防护面屏，手消毒、脱防护服连同内层手套及靴套；手消毒后到清洁区，再次手消毒，摘医用防护口罩、一次性手术帽。七步洗手法洗手，沐浴更衣（具体流程见附件三、附件四）。

5.3.5.2　手术人员脱卸防护装备时动作应轻柔，操作幅度小，将防护装备向污染面翻卷，尽量避免接触污染面。

5.3.5.3　脱卸防护装备的每一步均应进行手消毒，所有防护装备全部脱完后再次手消毒、洗手。

6. 流程

6.1　手术台下人员穿防护服流程（附件一）

6.2　手术台上人员穿防护服流程（附件二）

6.3　手术台上人员离开手术室流程（附件三）

6.4　手术台下人员离开手术室流程（附件四）

7. 表单

无。

8. 相关文件

《手术室护理实践指南》

（陈美芬　叶剑芳）

附件一：手术台下人员穿防护服流程

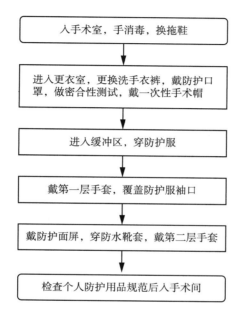

入手术室，手消毒，换拖鞋

进入更衣室，更换洗手衣裤，戴防护口罩，做密合性测试，戴一次性手术帽

进入缓冲区，穿防护服

戴第一层手套，覆盖防护服袖口

戴防护面屏，穿防水靴套，戴第二层手套

检查个人防护用品规范后入手术间

附件二：手术台上人员穿防护服流程

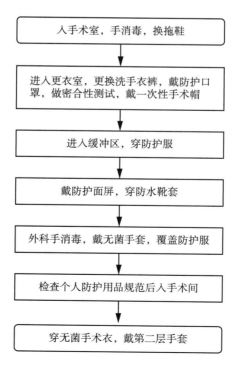

入手术室，手消毒，换拖鞋

进入更衣室，更换洗手衣裤，戴防护口罩，做密合性测试，戴一次性手术帽

进入缓冲区，穿防护服

戴防护面屏，穿防水靴套

外科手消毒，戴无菌手套，覆盖防护服

检查个人防护用品规范后入手术间

穿无菌手术衣，戴第二层手套

附件三：手术台上人员离开手术室流程

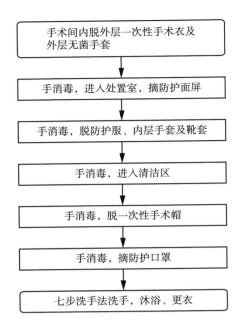

```
┌─────────────────────────────────┐
│ 手术间内脱外层一次性手术衣及       │
│ 外层无菌手套                      │
└─────────────────────────────────┘
              ↓
┌─────────────────────────────────┐
│ 手消毒，进入处置室，摘防护面屏     │
└─────────────────────────────────┘
              ↓
┌─────────────────────────────────┐
│ 手消毒，脱防护服、内层手套及靴套   │
└─────────────────────────────────┘
              ↓
┌─────────────────────────────────┐
│ 手消毒，进入清洁区                │
└─────────────────────────────────┘
              ↓
┌─────────────────────────────────┐
│ 手消毒，脱一次性手术帽            │
└─────────────────────────────────┘
              ↓
┌─────────────────────────────────┐
│ 手消毒，摘防护口罩                │
└─────────────────────────────────┘
              ↓
┌─────────────────────────────────┐
│ 七步洗手法洗手，沐浴、更衣         │
└─────────────────────────────────┘
```

附件四：手术台下人员离开手术室流程

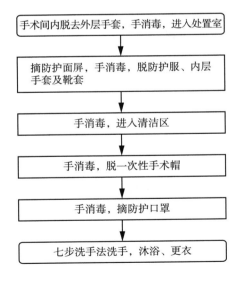

```
┌──────────────────────────────────────┐
│ 手术间内脱去外层手套，手消毒，进入处置室 │
└──────────────────────────────────────┘
              ↓
┌──────────────────────────────────────┐
│ 摘防护面屏，手消毒，脱防护服、内层       │
│ 手套及靴套                            │
└──────────────────────────────────────┘
              ↓
┌──────────────────────────────────────┐
│ 手消毒，进入清洁区                     │
└──────────────────────────────────────┘
              ↓
┌──────────────────────────────────────┐
│ 手消毒，脱一次性手术帽                 │
└──────────────────────────────────────┘
              ↓
┌──────────────────────────────────────┐
│ 手消毒，摘防护口罩                     │
└──────────────────────────────────────┘
              ↓
┌──────────────────────────────────────┐
│ 七步洗手法洗手，沐浴、更衣             │
└──────────────────────────────────────┘
```

五、入院准备中心管理制度

1. 目的
   1.1 规范医院床位管理，缩短患者住院等待时间，降低平均住院日，提高医院床位周转率。
   1.2 有效规范全院呼吸道病毒性传染病疫情期间住院患者管理，预防交叉感染，确保人员安全。

2．范围

2.1　全院日间手术、择期手术患者及当天因无床不能入院的非急诊患者。

2.2　呼吸道病毒性传染病疫情期间全院住院患者及陪护人员。

3．定义

3.1　床位协调：在专科病床已满的情况下，根据专科相近、楼层相近的原则将患者安排到相应科室，以保证及时收治患者，同时提高医院床位利用率。

3.2　普通患者：日间或择期手术以外的非急诊患者。

3.3　核酸检测：通过鼻咽拭子标本诊断是否存在病毒感染的检测方法。

4．职责

4.1　医生：评估患者病情，确定患者需要住院治疗，开具电子入院单及相应检查、化验单。

4.2　入院准备中心护士：负责非急诊患者的住院预约、床位协调，办理入院手续；负责日间/择期手术患者的预住院办理、术前检查预约、健康宣教。完成入院患者及陪护者的核酸采样。

4.3　护理部：负责监管入院准备中心的日常工作。

4.4　医务处：负责制度的制订、修订和解释；负责解决难以协调的床位管理事务。

5．标准

5.1　普通患者

5.1.1　专科医生为需要住院的患者开具电子入院单。

5.1.2　专科病区有床位，患者/家属携有效期内核酸检测阴性报告单办理入院手续。

5.1.3　专科病区无空床时患者或其家属到入院准备中心协调床位。

5.1.4　入院准备中心接收并核对患者的住院申请信息

5.1.4.1　专科无空床，其他病区有合适空床时：与被借床病区联系并经其同意后，做好患者的宣教工作，同时通知被借床病区。

5.1.4.2　无合适空床跨科收治或患者/家属不接受跨科收治时：向患者或其家属说明原因，交代等候床位期间的注意事项，患者接到通知后在规定时间内携带相关资料到医院办理入院手续。

5.2　日间/择期手术患者

5.2.1　专科医生为需要住院接受日间/择期手术治疗的患者开具电子入院单及相应检查、化验单。

5.2.2　分诊护士引导患者或家属持日间/择期手术电子入院单到入院准备中心办理手续。

5.2.3　入院准备中心核对相关信息，办理预住院手续，根据手术时间预约并安排患者术前检查。

5.2.4　入院准备中心协助患者完成术前检查，给予健康教育，并将病历资料交接到相应病区。

5.2.5　患者按照手术通知日期入住病区并进行下一步诊疗。

5.2.6　择期手术患者正式入院当天将费用类别转为"医保"，日间手术患者在出院

　　　　当天转为"医保"结账出院。

　　5.3　核酸检测

　　　　5.3.1　专科医生为需要住院的患者开具电子入院单，完成住院患者及其陪护者的核酸检测。

　　　　5.3.2　完成其他需要核酸检测者的核酸检测。

6. 流程

　　6.1　普通患者住院流程（附件一）

　　6.2　日间/择期手术患者住院流程（附件二）

　　6.3　核酸检测流程（附件三）

7. 表单

　　无。

8. 相关文件

　　《关于印发日间手术管理制度的通知》（丽中心医〔2017〕182号）

（陈美芬　毛小媛）

附件一：普通患者住院流程

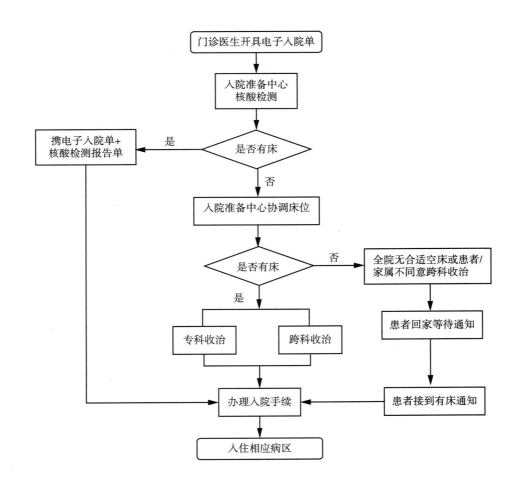

附件二：日间/择期手术患者住院流程

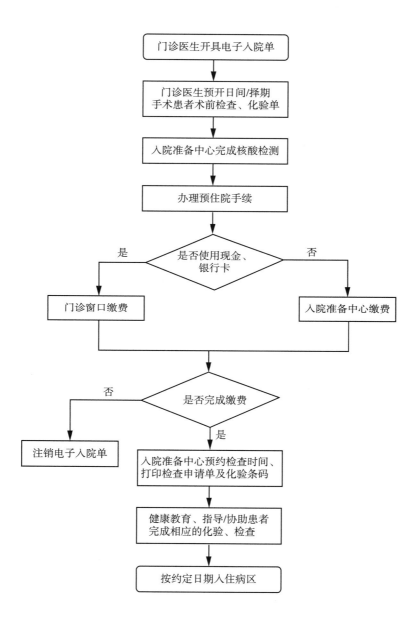

附件三：核酸检测流程

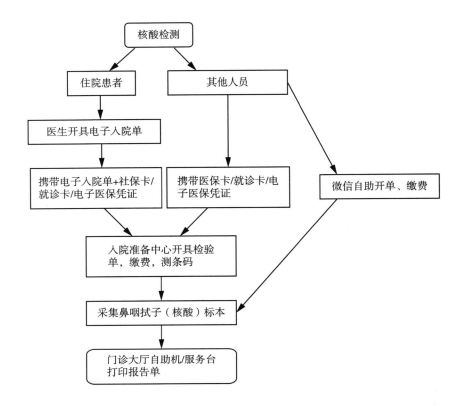

六、医技科室防控管理制度

（一）专用CT工作制度

1. 目的

做好呼吸道病毒性传染病感染防控工作，针对呼吸道病毒性传染病专用CT制订制度和工作流程。

2. 范围

放射科。

3. 定义

无。

4. 职责

4.1　放射科需保证配备数量充足的、符合要求的消毒用品和防护用品。

4.2　科主任或科室负责人统筹人员，专人专岗，定岗定职。

5. 标准

5.1　技术员要做好个人防护，进入机房铺一次性床单，打开空气消毒机。

5.2　患者需戴好口罩，技术员指导患者躺到床上，双手上举，配合检查，嘱咐患者不要触碰机房内的物品。

5.3　技术员回到操作间，按CT技术操作规范进行检查。

5.4　检查完成后，移出检查床，患者离开机房。

5.5　环境消毒：患者离开机房后，用紫外线消毒灯消毒CT机架半个小时。半个小时后，操作员进入机房将一次性床单丢入医疗废物桶（双层垃圾袋）。用酒精消毒湿巾消毒机器表面和检查床面。用1000mg/L的含氯消毒剂消毒患者接触过的物体表面。（确诊和疑似患者应联系设备处进行设备终末消毒以后再进行环境消毒。）

6. 流程

无。

7. 表单

无。

8. 相关文件

无。

（纪建松　胡祥华）

（二）超声检查防控工作制度

1. 目的

提高科室职工超声检查的安全防范意识，掌握安全防护知识，进一步提高科室呼吸道病毒性传染病防护应急能力。

2. 范围

超声医学科。

3. 定义

无。

4. 职责

医护人员：严格按照本制度开展各项工作、做好个人防护、执行生活区隔离制度。

5. 标准

5.1　遵守医院的呼吸道病毒性传染病应急预案

5.2　超声医学科科主任为应急总指挥，成员为科室副主任、科员

5.3　日常诊疗防护管理

5.3.1　工作人员应穿工作服、戴工作帽、戴医用外科口罩或N95口罩，有效分诊，避免分诊处人群过于拥挤，并且提醒就诊患者及陪护人员戴好一次性医用口罩，防止交叉感染。

5.3.2　口罩、帽子、速干手消毒剂、消毒湿巾等防护用品做好每日库存和领用登记。

5.3.3　对上呼吸道感染患者认真追寻疫区居留史或接触史，做好手卫生，必要时穿防护服。

5.4　超声医师的防护管理

5.4.1　上岗前应做好自我防护，测量体温，根据情况穿工作服、戴工作帽、戴医用外科口罩或N95口罩，如存在黏膜喷溅可能，及时佩戴护目镜。

5.4.2　检查前：应首先询问患者有无发热、咳嗽等病史，近期有无去过疫区，若发现可疑患者，应按医院上报流程立即上报，配合医院做好患者隔离就诊工作。

5.4.3　严格实施手卫生，戴一次性医用乳胶手套。每位患者检查前与结束后进行手卫生，用消毒湿巾对探头进行一用一消毒。洗手前不触碰身上任何部位，特别是眼睛、面部等。

5.4.4　根据情况及时更换检查手套、检查床单，防止交叉感染。

5.4.5　上班时间工作人员不聚集。

5.5　诊室及仪器消毒管理

5.5.1　按照《医院空气净化管理规范》，加强诊疗环境的通风，上午及下午均应通风至少1次，每次30分钟以上。

5.5.2　空气消毒设备：每天消毒2次，每次1小时，做好登记。

5.5.3　诊疗环境（物体表面、超声仪器、电脑设备），用消毒湿巾消毒，门把手、患者座椅用75%乙醇溶液喷洒（3次/日）。

5.5.4　地面：用500mg/L的含氯消毒剂拖地，每天至少上下午各一次，有污染随时消毒。

5.5.5　患者用品（检查床、床单、检查枕等）统一送洗并进行消毒剂或高温消毒。至少每天更换，人流量大时每半天更换，有污染立即更换。

5.6　检查过程发现疑似呼吸道病毒性传染病病例

5.6.1　首先对患者进行流行病学调查（有无到过国内中高风险地区、有无境外人员接触史、有无进口冷冻食品接触史等）。

5.6.2　如果患者不符合呼吸道病毒性传染病的流行病学，打开房间空气净化器，继续完成检查，按日常诊疗防护完成检查后，由专人陪同患者至发热门诊。

5.6.3　若患者符合呼吸道病毒性传染病的流行病学，立即使用一次性床单，佩戴外科口罩、帽子，穿防护服，有必要时戴护目镜，患者及家属佩戴口罩，探头用消毒湿巾擦拭后使用探头保护套再行检查，检查时打开空气净化器，检查后封锁操作房间留待消毒。使用后医疗废物用双层黄色医疗废物袋盛装，贴标识；复消器械送供应室处理。同时陪同患者及其家属至发热门诊。

5.7　疑似病例或确诊病例病区超声检查

5.7.1　使用塑料薄膜保护套，条件不足时可以用塑料袋、保鲜膜等包裹。

5.7.2　探头使用一次性保护套，触摸屏和控制面板器用薄膜完全覆盖。

5.7.3　检查医生严格按照防护要求进入隔离室检查。

5.7.4　严格执行手卫生，使用前后均应对探头进行消毒。

5.7.5　拆除薄膜保护套，用消毒湿巾擦拭，不留死角。病区固定地点存放设备。

6. 流程

　　无。

7. 表单

无。

8. 相关文件

无。

（纪建松 陈方红）

（三）核酸检测可疑标本复检及阳性结果报告制度

1. 目的

加强实验室呼吸道病毒核酸检测可疑标本复检及阳性结果报告的管理，当发生检测结果可疑或阳性时，能及时按照规定进行规范复检和报告，确保检测质量。

2. 范围

本制度适用于实验室内呼吸道病毒核酸检测及报告的全部人员。

3. 定义

3.1 可疑标本：当对标本质量、标本类型、样本采集时机（是否处于病毒载量较低的时间）、标本保存、运输和处理有疑问时，或存在其他可疑情况时，或根据试剂说明书结果判读为需复检时。

3.2 阳性标本：根据试剂说明书结果判读为阳性时。

4. 职责

4.1 实验室主任对实验室的全面运行和综合管理负责。

4.2 实验人员应对呼吸道病毒核酸检测可疑标本进行复检，对阳性结果有报告义务和责任。

5. 标准

5.1 报告方式：报告为呼吸道病毒核酸检测"阳性"或"阴性"。必要时进行结果解释并对下一步工作提出建议。

5.2 发现可疑标本：当检测结果FAM或HEX荧光通道扩增曲线呈指数增长且$38 \leqslant CT < 40$时，或FAM与HEX通道一阴一阳时（具体情况参照试剂说明书），核查检验过程是否有影响，如标本质量、标本类型、样本采集时机（是否处于病毒载量较低的时间）、标本保存、运输和处理是否存在问题等。

5.3 重复实验进行结果确认。重新提取原始标本的核酸，并与该标本前一次提取的核酸同时扩增检测，分析两次结果，重复实验结果为FAM和HEX通道扩增曲线呈指数增长且$CT < 40$时为阳性，否则报告为阴性。

5.4 同时，立即启动呼吸道病毒核酸检测可疑标本复检流程，更换不同厂家的试剂盒（复检试剂的检测限应$\leqslant 500$拷贝/毫升）重复试验，或在条件允许时采用敏感度更高的方法进一步确认。也可送市疾控中心，对可疑标本进行平行检测，最终明确检测结果。

5.5 可疑阳性及阳性检测结果上报科主任，由科主任上报医务处，医务处上报分管院领导。

5.6 建议临床重新采集标本或更换采集部位再次检测，甚至多次采样进行检测。

6. 流程

6.1　可疑标本复检流程

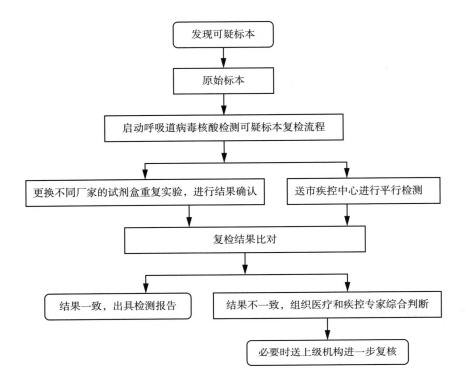

6.2　阳性结果报告流程

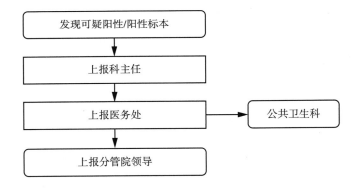

7. 表单

《呼吸道病毒核酸检测报告单》

8. 相关文件

无。

（纪建松　赵志钢）

（四）实验室废弃物处置制度

1．目的

加强呼吸道病毒实验室废弃物无害化处理的管理，明确工作职责，规范处理流程，确保实验室安全及环境不受污染。

2．范围

本制度适用于呼吸道病毒实验室各类废弃物的无害化处置。

3．定义

无。

4．职责

4.1　呼吸道病毒实验室按照规定要求和程序处置实验废弃物。

4.2　呼吸道病毒实验废弃物处置工作应由专业人员进行。

4.3　总务处负责呼吸道病毒实验废弃物的处置管理。

4.4　生物安全委员会办公室（医务处）负责呼吸道病毒实验废弃物安全处置的监督检查。

5．标准

5.1　实验室内的废弃物在经过有效消毒灭菌处理前严禁携带出实验室，对不同种类的废弃物，应采用不同的包装和消毒灭菌方法进行处置。

5.2　废弃物分类收集

5.2.1　实验室的每个房间均设有收集各类废弃物的并带有专用标识的污染物存放桶（袋），并分类收集。

5.2.2　实验人员用过的一次性用品置于污物袋内，经高压灭菌、消毒，用专用污物袋包装后送至临时存放点存放，再由专门人员进行处置。

5.2.3　所有废弃的硬性材料尖锐物品应置于耐扎的专用锐器盒内。

5.2.4　医疗废物和垃圾不得放在医院通道上，否则会妨碍通道的通畅。

5.3　废弃物的处置方式

5.3.1　直接或间接接触样本均应视为有感染性，均应经121℃、30分钟高压灭菌处理。

5.3.2　实验室产生的废液可分为普通污水和感染性废液。普通污水产生于洗手池等设备，此类污水应当排入实验室水处理系统，经统一处理达标后进行排放。感染性废液即在实验操作过程中产生的废液，需采用化学消毒（用0.55%含氯消毒剂处理）的方式处理，确认彻底消毒灭活后方可排入实验室水处理系统，经统一处理达标后进行排放。污水消毒处理效果按《医疗机构水污染物排放标准》（GB18466）相关规定进行评价。

5.3.3　实验室内的潜在感染性废物不允许堆积存放，应当及时进行压力蒸汽灭菌处理。废物处置之前，应当存放在实验室内指定的安全位置。小型固体废物如检测耗材、个人防护装备等均需使用双层防渗漏专用包装袋打包密封后经过压力蒸汽灭菌处理，再转运出实验室。

5.3.4　体积较大的固体废物应当由专业人士进行原位消毒后，装入安全容器内进行消毒灭菌。不能进行压力蒸汽灭菌的物品如电子设备可采用环氧乙烷熏蒸消毒处理。

5.3.5　检测完成后的剩余标本，如为检测前非灭活标本，则装入专用密封废物转运袋中进行压力蒸汽灭菌处理，之后随其他医疗废物一起转运出实验室进行销毁处理；如为检测前已灭活标本，则无须高压灭活，直接按医疗废物一起转运出实验室进行销毁处理。

5.4　高压灭菌后的废弃物应用专用废物袋包装后，按规定时间送废弃物临时存放点，并做好交接记录。

5.5　单位收集的废弃物应交于具有处理资质的专业机构统一处理。

5.6　实验设备管理部门应定期开展消毒灭菌方法的确认和消毒灭菌设备的检定、自校和验证，确保消毒灭菌效果的可靠。

5.7　实验室管理部门应经常性地对实验废弃物的安全处置工作进行监督检查，发现问题及时反馈并要求整改。

6. 流程

实验室废弃物处置流程（附件）

7. 表单

无。

8. 相关文件

8.1　《实验室生物安全通用要求》（GB19489-2008）

8.2　《医学实验室–安全要求》

8.3　《医疗废物管理条例》（国务院，2003年）

8.4　《医疗卫生机构医疗废物管理办法》（国家卫健委，2003年）

8.5　《感染性物品处理要求与流程》

8.6　《医疗废物管理制度》

（纪建松　武蓉珍）

附件：实验室废弃物处置流程

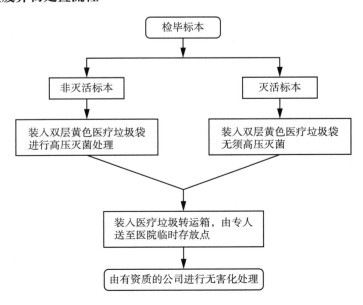

（五）实验室生物安全防护制度

1. 目的

根据国家卫生健康委员会关于呼吸道病毒核酸检测实验室生物安全工作的要求，如呼吸道病毒被归为病原微生物危害程度分类中的第二类病原微生物进行管理，但个人安全防护采用生物安全三级实验室的个人防护要求时，应制订相应的检验工作人员生物安全制度及防护措施，保障人员安全。

2. 范围

本制度适用于实验室病原微生物检测相关工作人员。

3. 定义

无。

4. 职责

4.1 检验科主任负责临床实验室安全管理及制度的审阅、批准和回顾。

4.2 安全管理小组负责此制度的宣传培训及日常监督和检查工作。

4.3 科室员工熟悉本制度并在日常工作中遵守本制度。

5. 防护

5.1 病原体及样本采集：从事呼吸道病毒标本采集的技术人员应经过生物安全培训（培训合格）并具备相应的采样技能。采样人员个人防护装备（personal protective equipment，PPE）要求：N95及以上防护口罩、护目镜、连体防护服、双层乳胶手套、防水靴套；如果接触了患者血液、体液、分泌物或排泄物，应及时更换外层乳胶手套。

5.2 病原体及样本运输和管理

5.2.1 国内运输：呼吸道病毒潜在感染性生物材料的运输包装分类属于A类，对应的联合国编号为UN2814，包装符合国际民航组织文件Doc9284《危险品航空安全运输技术细则》的PI602分类包装要求，其运输按照《可感染人类的高致病性病原微生物菌（毒）种或样本运输管理规定》（卫生部令第45号）办理《准运证书》。

5.2.2 样本管理：呼吸道病毒核酸检测样本由分子诊断实验室专人管理，准确记录样本来源、种类、数量、编号登记，采取有效措施确保样本的安全，严防发生误用、恶意使用、被盗、被抢、丢失、泄露等事件。

5.3 废弃物处理：如为检测前非灭活标本，凡直接或间接接触样本均应视为有感染性，检测完成后的剩余标本及实验室内其他可能被污染的医疗废物一起装入专用密封废物转运袋中进行压力蒸汽灭菌处理，随后随其他医疗废物一起转运出实验室进行销毁处理；如为检测前已灭活标本，则无须高压灭活，直接按医疗废物转运出实验室进行销毁处理。

5.4 实验室生物安全操作失误或意外的处理

5.4.1 呼吸道病毒潜在感染性材料污染生物安全柜的操作台造成局限污染：使用有效氯含量为0.55%的消毒液，消毒液需要现用现配，24小时内使用。后文内容中有效氯含量参照此浓度。

5.4.2 含病毒的容器倾覆造成实验室污染：保持实验室空间密闭，避免污染物扩散，使用浸有0.55%有效氯消毒液的毛巾覆盖污染区。必要时（大量溢洒时）可用过氧化氢空气消毒机消毒实验室，用量8ml/m³，作用1～2小时。

5.4.3 清理非灭活标本污染物应严格遵循活病毒生物安全操作要求，采用压力蒸汽灭菌处理，并进行实验室换气等，防止次生危害。

5.5 呼吸道病毒二级生物安全实验室应在生物安全风险评估的基础上，采取适当的个体防护。实验室应对呼吸道病毒检测的全过程包括标本采集、包装、转运、存储、处置、销毁、人员健康监护、消毒、标本运送、实验室内检测、结果报告等分析前中后环节，以及根据实验室的人员、硬件、设施、环境等实际情况和工作流程做实验室风险评估，根据风险评估结论确定防护级别和要求。

5.5.1 非灭活标本的操作可能存在飞沫、高浓度气溶胶，接触感染风险高时，应严格按照三级生物安全防护要求进行个人防护。

5.5.1.1 相关检测操作人员应经过生物安全培训（培训合格）并具备相应的实验技能，其个人防护装备要求：N95及以上防护口罩、护目镜、连体防护服、双层乳胶手套、防水靴套；如果接触了患者血液、体液、分泌物或排泄物等感染性材料，应及时更换外层乳胶手套，检测完成后，防护服用含0.5%～1.0%有效氯的含氯消毒剂均匀喷雾后按要求脱下，放入双层黄色垃圾袋中待进一步高压灭菌处理，降低个人暴露和感染机会；实验室开展工作应严格按照操作流程，特别是标本前处理必须在生物安全柜里操作，实验室内各区（试剂准备区、标本处理区、核酸扩增区、产物分析区、缓冲区等）应严格消毒措施，实验结束后应对整个实验室进行消毒，包括台面、地面擦拭（75%乙醇、0.5%～1.0%有效氯消毒剂等），空气消毒（紫外灯），高压消毒处理废物，再次开始实验前需用75%乙醇溶液擦拭仪器（包括移液器、离心机、核酸提取仪等）表面、台面等，并记录，根据可能发生的风险，实验室操作人员应熟悉医疗废物泄漏、意外暴露时的应急预案。

5.5.1.2 进出实验室的个人安全防护用品穿戴、脱摘流程

5.5.1.2.1 进实验室

在清洁区内：

①穿工作服
②七步洗手（流水或速干）
③戴N95口罩
④戴一次性帽子
⑤戴一副手套
⑥穿防护服（衣襟粘贴）
⑦穿靴套
⑧戴护目镜
⑨再戴一副外科手套

5.5.1.2.2 出实验室

（1）污染区：快消

（2）缓冲区

①出缓冲区快消

②摘掉护目镜（75%乙醇溶液喷洒，放入转运箱）

③快消

④拉开防护服，解开靴套带子

⑤脱第一副手套

⑥脱掉防护服和靴套

⑦快消

⑧摘掉一次性帽子

⑨快消

⑩打包垃圾袋，75%乙醇溶液喷洒，贴上高压标签，装入垃圾转运箱，封口

⑪快消洗手

⑫出缓冲区

（3）清洁区

①快消

②摘掉手套

③快消

④摘掉N95口罩

⑤快消

⑥脱掉工作服

⑦七步洗手

5.5.2 如为已灭活标本，在有保护性设施（生物安全柜内）下操作的，操作过程中消除飞沫、高浓度气溶胶、接触感染风险高等因素的，可根据病毒核酸检测工作手册的要求，采取适当的个体防护措施，如隔离衣、手套、口罩等。

6. 流程

出入呼吸道病毒实验室流程（附件）

7. 表单

7.1 《实验室意外事件登记表》

7.2 《PCR实验室Ⅰ区岗位日志》

7.3 《PCR实验室Ⅱ区岗位日志》

7.4 《PCR实验室Ⅲ区岗位日志》

7.5 《PCR实验室Ⅳ区岗位日志》

8. 相关文件

8.1 《实验室生物安全通用要求》（GB19489-2008）

8.2 《病原微生物实验室生物安全通用准则》（WS233-2017）

8.3 《医学实验室－安全要求》

8.4　《病原微生物实验室生物安全管理条例》

8.5　《医疗卫生机构医疗废物管理办法》

8.6　《浙江省二级生物安全实验室技术规范》

（纪建松　赵志钢）

附件：出入呼吸道病毒实验室流程

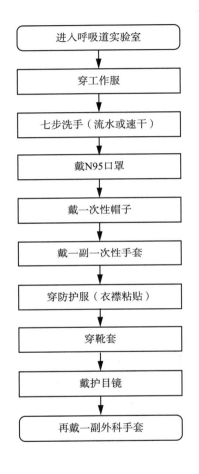

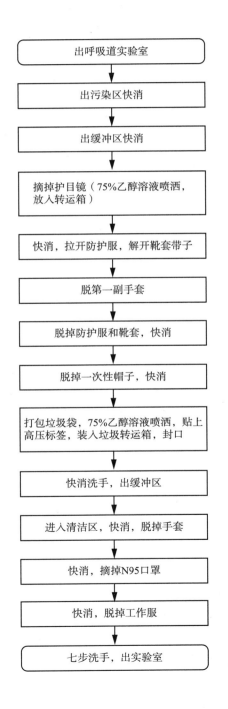

（六）实验室应急处置制度

1. 目的

使工作人员能快速、准确地应对呼吸道病毒实验室操作失误或意外突发事件，防止事件进一步扩大，将风险降到最低点，最大程度地保护工作人员的安全。

2. 范围

呼吸道病毒实验室运行中发生的意外突发事件。

3. 定义

无。

4. 职责

4.1 医务处负责组织呼吸道病毒实验室应急处置程序制订及监督管理。

4.2 实验室主任负责监督或指挥整个事件的处理。

4.3 实验室生物安全管理负责人负责对应急处置进行评估。

4.4 实验室工作人员在发生意外事件时按照本制度立即开展应急处理，并做好应急处置记录。

5. 程序

5.1 生物安全柜内操作台的标本洒溢

5.1.1 防护：操作人员做好三级生物安全防护：N95口罩、双层乳胶手套、防护面罩或护目镜、工作服外防护服、医用防护帽、医用鞋套、手卫生。

5.1.2 上报：视意外、污染情况上报实验室主任。

5.1.3 处置：实验人员应立即用浸有5500mg/L的含氯消毒剂（现配现用）的毛巾覆盖污染区域，作用20～30分钟，然后将毛巾放入双层医疗垃圾袋中，并对污染区域再次用浸有5500mg/L的含氯消毒剂的毛巾进行擦拭消毒，然后用浸有清水的毛巾擦拭，将清理物品装入双层黄色垃圾袋进行高压灭菌，开启紫外灯照射60分钟。

5.1.4 记录：对事故（事件）的处理过程应形成客观、真实的记录，并经相关人员签字，定期整理归档。

5.2 标本洒溢在地面上

5.2.1 防护：操作人员做好三级生物安全防护：N95口罩、双层乳胶手套、防护面罩或护目镜、工作服外防护服、医用防护帽、医用鞋套、手卫生。

5.2.2 上报：视意外、污染情况上报实验室主任。

5.2.3 处置：实验人员应立即用浸有5500mg/L的含氯消毒剂（现配现用）的毛巾覆盖污染区域，作用20～30分钟，然后将毛巾放入双层黄色医疗垃圾袋中，并对污染区域再次用浸有5500mg/L的含氯消毒剂的拖把进行消毒，然后用浸有清水的拖把拖干净，将清理物品和拖把头装入双层黄色垃圾袋进行高压灭菌，并开启空气消毒机消毒60分钟。

5.2.4 记录：对事故（事件）的处理过程应形成客观、真实的记录，并经相关人员签字，定期整理归档。

5.3　实验室人员疑似感染隔离应急处理

5.3.1　发热门诊实验室人员工作期间发生畏寒、发热症状，自查血常规，若淋巴细胞计数偏低，则需要协助。

5.3.2　报告流程：立即报告组长及科主任，由科主任报告医务处，专人专线前往发热门诊，按医院相关规定和流程执行。

5.3.3　隔离流程：联系或按医院规定的隔离场所进行隔离观察，专人将疑似感染人员送至隔离观察室。

5.3.4　密切接触者处置：每日监测体温及呼吸道、消化道等症状，若确诊病例的密切接触者出现可疑症状，包括发热、咳嗽、咽痛、胸闷、呼吸困难、轻度食欲缺乏、乏力、精神稍差、恶心呕吐、腹泻、头痛、心慌、结膜炎、轻度四肢或腰背部肌肉酸痛等，应立即就医。

5.3.5　暴露后科室环境处理：空气使用空气消毒机消毒30分钟以上，尽可能开窗通风，加强空气流通；患者接触过的椅子、医疗器械、污染物品、物体表面、地面等物体表面均用2000mg/L的含氯消毒剂进行消毒和清洁。

6.　流程

生物安全柜内的标本洒溢处置流程（附件）

7.　表单

无。

8.　相关文件

无。

（纪建松　武蓉珍）

附件：生物安全柜内的标本洒溢处置流程

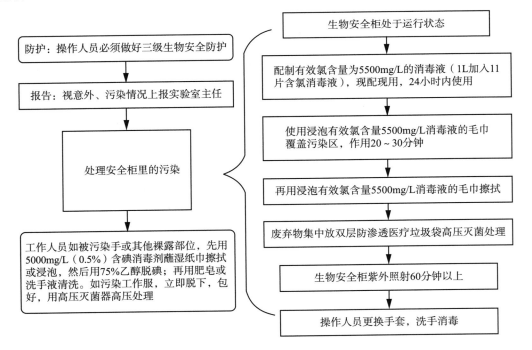

七、病房防控管理制度

（一）集中救治点防控管理制度

集中救治病房工作制度

1. 目的

加强呼吸道病毒传染病隔离病房管理，有效防范呼吸道病毒性传染病疫情发生医院内传播。

2. 范围

呼吸道病毒传染病隔离病房、休息生活区域。

3. 定义

无。

4. 职责

医护人员：严格按照本制度开展各项工作、做好个人防护、执行生活区隔离制度。

5. 标准

5.1 工作管理

5.1.1 工作人员进入隔离区域前，对穿脱个人防护用品必须经过严格培训和考核，合格后才能上岗。

5.1.2 工作人员按照医护人员排班时间上班，当班人员按时进入隔离区域工作。

5.1.3 集中安排治疗、检查、消毒等工作，减少工作人员进出隔离病房的频率。

5.1.4 下班前必须进行个人卫生处置，注意呼吸道与黏膜的防护，在清洁区洗澡，更换生活区衣物后前往生活区隔离。

5.2 生活区管理

5.2.1 隔离区域一线工作人员（医护、医技、物业后勤）统一安排隔离住宿，工作人员均单间居住，休息时间不串门、不聚餐、不外出，面对面交流必须戴口罩。

5.2.2 由食堂统一提供营养膳食，定时放置在固定取餐点，由生活区值班人员取餐送到生活区。

5.2.3 对所有上岗的员工建立健康档案，一线工作人员主动开展健康监测，每日早晚进行体温监测、监测呼吸系统症状等，如有异常及时报告；心理专家协助解决各种心理、生理问题。

5.2.4 生活区房间及公共区域每日打扫消毒，房间每日至少开窗通风2次，每次30分钟；门把手、所有台面、桌面、手机等可用消毒湿巾擦拭消毒；地面每日2次使用1000mg/L含氯消毒剂拖地、喷洒或擦拭消毒。

5.2.5 工作人员如出现发热、呼吸道症状等不适，应立即进行单独隔离，并进行呼吸道病毒性传染病病毒核酸检测等检查进一步排查。

5.2.6 保证睡眠，注意保暖，预防感冒，选择适合的室内锻炼方式，保持良好的情绪状态，坚定信心。

5.2.7 不在走廊内大声喧哗，以免影响下夜班的同事休息。

5.2.8 隔离区域一线工作人员需结束隔离区工作的，应定点集中隔离14天，并进行呼吸道病毒性传染病病毒核酸、呼吸道病毒性传染病特异性抗体、肺部CT检查，均为阴性后方可解除医学观察。

5.3 隔离病房管理

5.3.1 病区内严格设置三区两通道，严格划分清洁区、潜在污染区和污染区，两区域之间设有缓冲间，并有醒目标识；医护人员、患者分别从专用通道进出；病房严格限制人员出入。

5.3.2 医护人员在诊治护理过程中按照要求做好相应级别的防护。仅进入医师办公室、护士办公室等半污染区区域工作的医护人员，按照一级防护要求，穿戴工作服、一次性工作帽、一次性外科口罩、一次性隔离衣、一次性乳胶手套、一次性鞋套；进入患者病房等污染区工作的医护人员，按照二级防护要求，应戴一次性工作帽、一次性医用防护口罩、护目镜或防护面罩，穿一次性防护服、一次性手套、一次性鞋套等。

5.3.3 确诊患者可同病室安置，床间距≥1.2米，病室内配备有独立卫生间等生活设施，确保患者活动范围固定于隔离病室内。

5.3.4 晨间护理时用一次性扫床套扫床，一床一套。患者的衣服、床单、被套、枕套污染后及时更换；床头柜、病床、椅子、凳子等每日用含氯消毒剂擦拭消毒。患者出院、死亡后床单元要进行终末消毒。

5.4 患者管理

5.4.1 谢绝家属探视和陪护，患者可携带电子通信设备与外界沟通。

5.4.2 开展就诊患者教育，使其了解呼吸道病毒性传染病的防护知识，指导其佩戴外科口罩、正确洗手、咳嗽礼仪、医学观察和居家隔离等。

5.4.3 患者住院期间，如病情允许需要佩戴医用外科口罩，定期更换，不得随意出入病房，所用物品均应先消毒后再清洗消毒，敷料应焚烧处理。

5.4.4 确诊患者死亡后，要尽量减少尸体移动和搬运，应由经培训的工作人员在严密防护下及时进行处理。

5.4.5 疑似或确诊患者住院期间使用的个人物品，经消毒后方可随患者或其家属回家。

6. 流程

无。

7. 表单

无。

8. 相关文件

无。

（曾春来　杨　杰）

集中救治点护理管理制度

1. 目的

有效规范呼吸道病毒性传染病集中救治点的护理管理，确保患者和员工安全。

2. 范围

本制度适用于呼吸道病毒性传染病集中救治点。

3. 定义

无。

4. 职责

4.1　员工：严格执行集中救治点的相关规范及流程。

4.2　护士长：负责本科室制度的执行。

4.3　护理部：对集中救治点制度落实进行监控、分析并反馈。

5. 标准

5.1　环境设备及布局

5.1.1　救治点内设有"三区三通道二间二线"。三区：清洁区、潜在污染区、污染区；三通道：患者通道、污物通道、工作人员通道；二间：清洁区至潜在污染区、潜在污染区至污染区之间的缓冲间；二线：污染区走廊及潜在污染区走廊。封闭式隔断界限分明，达到患者、工作人员、污物各行其道不交叉。

5.1.2　病室采用负压通风，上送风、下排风；病室内送风口应远离排风口，排风口应置于病床床头附近，排风口下缘靠近地面但应高于地面10厘米；病房具有良好密封性，保持门窗关闭。

5.1.3　送风应经过初、中效过滤处理。

5.1.4　病房外安装压差表，便于观察压力阶差。

5.1.5　在实施标准预防的基础上采取接触隔离、飞沫隔离和空气隔离等措施。

5.2　病房管理

5.2.1　保持病室整洁、安静、舒适，光线、温度、湿度适宜。

5.2.2　在病室内张贴防跌标识，进行安全提醒，地面保持干燥，防止人员滑倒。病室内有必要的安全设施，如床栏、呼叫系统、卫生间紧急呼叫铃等。

5.2.3　使用氧气做到"四防"：防热、防火、防油、防震。

5.2.4　病房仪器、设备及器材管理按医院《护理单元仪器设备管理制度》《医疗设备管理计划》执行。

5.2.5　预防和消除不安全因素，加强易燃易爆物品、电气设备、氧气、毒麻精药品的安全使用和管理。

5.3　消毒隔离

5.3.1　每间负压病室安排1～2名患者，患者应戴医用外科口罩，两张病床之间距离大于1米，并限制患者到病室外活动。

5.3.2　集中进行诊疗和护理，减少出入频率。

5.3.3 应尽量减少患者不必要的转运，以减少对其他患者、医务人员和环境表面的污染。

5.3.4 室内地面每日2次用1000mg/L含氯消毒剂喷洒，作用30分钟后擦拭消毒。病室空气每日消毒2次；病室内物品表面每日2次用1000mg/L含氯消毒剂或含乙醇的消毒湿巾消毒。

5.3.5 患者出院所带物品应进行消毒处理后方可带回，出院后做好终末消毒。

5.3.6 患者排泄物用2000mg/L含氯消毒剂加盖浸泡30分钟后处理。

5.3.7 医疗废弃物用双层黄色塑料袋采用鹅颈法包扎，用2000mg/L的含氯消毒剂喷洒塑料袋外层后放入专用医疗废弃箱，喷洒2000mg/L含氯消毒剂后贴上医疗废弃物外包装警示标识，标签内容包括病区、日期、感染性废弃物、呼吸道病毒性传染病。

5.4 医务人员防护

5.4.1 制订院感防护制度及工作流程，设立院感监督员。按规范穿戴防护用品，包括佩戴帽子、医用防护口罩、防护目镜或防护面罩，穿防护服；离开隔离病房时按要求摘脱防护用品，并正确处理使用后物品。穿脱防护服时使用穿脱防护服表核查，由第二人在场监督下进行。

5.4.2 进出负压病房的工作人员必须按要求做好隔离防护。

5.4.3 限制进入患者房间的人数，非必要情况不直接与患者接触。

5.4.4 缩短与患者接触的时间，若无护理操作，与患者保持1米以上的距离。

5.4.5 通过传递窗传递患者三餐及其他物品。

5.4.6 工作人员每日监测体温，有体温≥37.3℃、咳嗽、胸闷等不适时汇报。

5.5 负压病房负压维护与监测

5.5.1 使用中负压病房负压值每班监测，维持压力差在-30Pa左右。若压力差不在正常范围，及时报告总务处维修。

5.5.2 每天监测负压病房负压值1次，并检查系统完好性、墙面及门有无异常开缝等密封情况；当负压病房出现故障时，及时进行维修。

5.5.3 使用前、后对过滤网及排风口用1000mg/L含氯消毒剂清洁消毒1次，使用中需每周消毒。

5.5.4 总务处负责设备日常维护。

5.6 患者管理

5.6.1 按照呼吸道病毒性传染病诊疗方案内容及级别护理要求对患者进行疾病观察及护理。

5.6.2 患者入院后统一发放外科口罩并佩戴，定期更换。

5.6.3 拒绝探视和陪护。

5.6.4 住院期间禁止患者串病房，无必要情况严禁出病房。

5.6.5 患者通过床头呼叫系统呼叫；医务人员可使用通信设备与外界沟通联系。

5.7 高风险护理操作管理

5.7.1 吸痰护理：对于气管切开及气管插管患者，使用密闭式吸痰技术。痰液通过标准污水排放管网排放。若无污水排放管网，在痰液收集器中加入

2000mg/L含氯消毒剂，按痰∶药为1∶2的比例作用2小时后，及时倾倒入患者卫生间下水道，立即冲走。

5.7.2 雾化吸入及机械通气：非负压病区不建议通过雾化吸入途径给药，以防气溶胶的产生和聚集。不具备负压病区条件又必须进行雾化吸入时，需使用面罩进行雾化，开窗通风。

5.7.2.1 机械通气时，在呼吸机端口连接细菌过滤器。除送气端口外，尤其要注意在排气孔前端加装过滤器（此时关闭主动湿化装置），并在阻力增大时及时更换。

5.7.2.2 无创呼吸机管排气孔方向不能正对患者或医护人员。

5.7.2.3 每日3次呼吸机表面擦拭消毒（含乙醇消毒湿巾或75%乙醇），作用30分钟后，用清水擦拭干净。

5.7.2.4 终末处理：再次按照上述方法对呼吸机表面进行擦拭消毒，更换呼吸机机身内置过滤膜及外接细菌过滤器。在未进行彻底内部清洁消毒前，该呼吸机明确标识，仅限确诊呼吸道病毒性传染病者使用。

5.7.2.5 使用一次性管道，一人一用。使用后管路装于双层黄色垃圾袋密闭盛装，并标明"呼吸道病毒性传染病"字样，按医疗废物处理。

5.7.3 对于重复使用的各种接头，用双层黄色垃圾袋盛装，标明"呼吸道病毒性传染病"字样，密闭运送至洗浆消毒供应中心，进行消毒灭菌处理。

5.7.4 动静脉穿刺

5.7.4.1 建议通过外周静脉留置针给药，减少穿刺频次。若有条件，使用无针式接头。

5.7.4.2 无须96小时常规更换留置针，使用过程中加强对穿刺点周围的观察，出现静脉炎等不良反应时，及时更换留置针。

5.7.4.3 动静脉穿刺过程中，操作应规范，严防锐器伤发生。

5.7.5 气管插管：气管插管配合时，安排能顺利完成该操作的最少护理人员数量。使用一次性球囊在气管插管前行手动通气。若为循环使用球囊，使用后用双层黄色垃圾袋盛装，标明"呼吸道病毒性传染病"字样，密闭运送至消毒供应中心进行消毒灭菌处理。

5.7.6 鼻/咽拭子标本采集：确保环境宽敞，通风良好；限制操作间人数，由操作者单人完成；每日3次操作间物体表面擦拭消毒（使用1000mg/L含氯消毒剂），每日2次空气消毒。

5.7.7 患者外出检查管理

5.7.7.1 患者准备：穿戴好隔离服、手套、脚套、医用外科口罩。

5.7.7.2 告知患者检查的目的、注意事项及配合方法。

5.7.7.3 通知检查科室做好准备，途中及检查时避免与其他人员接触。

5.7.7.4 设定路线，在医务人员陪同下外出检查。

5.7.7.5 协助检查科室做好消毒隔离工作。

5.8 护理排班管理

5.8.1 以患者为中心，体现24小时不间断的工作特点，根据护士职称、工作能力、工作量等实行弹性排班，按需排班，每周排班一次，根据患者情况随时调整。

5.8.2 根据需要每班4小时或8小时或12小时工作制，排班实行日夜轮流值班制，体现全程护理服务，确保24小时护理到位。

5.8.3 结合负压病房工作特点，责任护士4小时/班，办公护士8小时/班。

5.8.4 工作人员每日监测体温，体温≥37.3℃时及时向护士长或科主任汇报，暂停工作至发热门诊进行全面筛查。

5.8.5 护士长原则上日班，保证病区日间护理工作的督促、检查、协调。

6. 流程

无。

7. 表单

无。

8. 相关文件

无。

（陈美芬　赖俊美）

防护用品相关压力性损伤防护管理制度

1. 目的

有效降低因使用防护用品而引起的压力性损伤。

2. 范围

需长期使用防护用品的人员。

3. 定义

3.1 压力性损伤：由压力或压力联合剪切力导致的皮肤和（或）皮下组织的局部损伤，通常位于骨隆突处，但也可能与医疗器械或其他物体有关。

3.2 器械相关压力性损伤：由体外医疗器械产生压力而造成的皮肤和（或）皮下组织（包括黏膜）的局部损伤，损伤形状与器械形状一致。

4. 职责

员工：选择型号合适的防护用品，正确使用防护用品。

5. 标准

5.1 正确评估

5.1.1 评估皮肤颜色、温湿度、有无破损、水肿、皮炎等情况。

5.1.2 器械压迫部位皮下脂肪厚度，有无骨隆突、瘢痕、硬结；受压处皮肤感知觉。

5.1.3 评估使用器械的材质柔软度、过敏性、透气性、贴合性、器械使用时间等。

5.1.4 及时识别风险

5.1.4.1 识别高危人群：长期佩戴防护用品，尤其是医用防护口罩和护目镜的医务人员。

5.1.4.2 识别好发部位：额部、鼻部、脸颊部、耳后等。

5.2　预防要点

5.2.1　选择材质透气柔软、贴合良好的器械。

5.2.2　在不影响医疗防护效果的前提下，适当对医疗器械进行轻微移动，使局部压力重新分布。

5.2.3　保持器械下皮肤的清洁干燥和适度湿润，可使用皮肤液体保护膜保护皮肤。

5.2.4　在保证防护效果的前提下可使用水胶体敷料或超薄泡沫敷料进行局部减压。利用敷料减压时注意有无过敏现象，若出现不适，应立即停止使用。

5.2.5　每4小时更换1次医疗防护用具，若防护用具潮湿、破损，应及时更换，皮肤受损应及时处理，避免直接用力按揉。

5.3　器械相关压力性损伤的处理要点

5.3.1　首先减压。

5.3.2　皮肤受损较轻时，可用温水清洁后涂抹具有修复表皮屏障功效的润肤药膏。

5.3.3　根据伤口床情况选择相应的新型湿性敷料进行针对性治疗，敷料裁剪面积大于受损皮肤区域1～2厘米，根据创面渗液情况决定换药时间。

5.3.4　若无相关敷料，可使用莫匹罗星软膏、艾洛松软膏等，涂抹于局部区域，不宜太厚，使用时长一般不超过3天。

6. 流程

无。

7. 表单

无。

8. 相关文件

无。

（陈美芬　李　红）

（二）隔离病房防控管理制度

疑似病例收治管理制度

1. 目的

进一步加强对呼吸道病毒性传染病的早发现、早报告、早隔离、早治疗。

2. 范围

呼吸道病毒性传染病隔离病房医护人员。

3. 定义

无。

4. 职责

4.1　医生：对收治隔离病房的疑似呼吸道病毒性传染病患者进行严格隔离、排查及诊治。

4.2　护士：为收治患者做好护理、救治工作。

5. 标准

5.1   呼吸道病毒性传染病疑似病例的诊断标准

5.1.1   流行病学史

5.1.1.1   发病前14天内有病例报告社区的旅行史或居住史。

5.1.1.2   发病前14天内与呼吸道病毒性传染病感染的患者或无症状感染者有接触史。

5.1.1.3   发病前14天内曾接触来自有病例报告社区的发热或有呼吸道症状的患者。

5.1.1.4   聚集性发病［2周内在小范围如家庭、办公室、学校班级等场所，出现2例及以上发热和（或）呼吸道症状的病例］。

5.1.2   临床表现

5.1.2.1   发热和（或）呼吸道症状等呼吸道病毒性传染病相关临床表现。

5.1.2.2   具有上述呼吸道病毒性传染病肺炎影像学特征。

5.1.2.3   发病早期白细胞总数正常或降低，淋巴细胞计数正常或减少。

5.1.3   疑似病例判断

结合以上流行病学史和临床表现综合分析，有流行病学史中的任何1条，且符合临床表现中任意2条。无明确流行病学史的，符合临床表现中任意2条，同时呼吸道病毒性传染病特异性IgM抗体阳性；或符合临床表现中的3条者，诊断为呼吸道病毒性传染病疑似病例。

5.2   确诊病例诊断标准：疑似病例同时具备以下病原学或血清学证据之一者。

5.2.1   实时荧光RT-PCR检测呼吸道病毒性传染病病毒核酸阳性。

5.2.2   病毒基因测序，与已知的呼吸道病毒性传染病病毒高度同源。

5.2.3   呼吸道病毒性传染病病毒特异性IgM抗体和IgG抗体阳性。

5.2.4   呼吸道病毒性传染病特异性IgG抗体由阴性转为阳性或恢复期IgG抗体滴度较急性期呈4倍及以上升高。

5.3   疑似病例住院后管理

5.3.1   收治患者均进行单人单间隔离治疗，患者病情许可时，应戴外科口罩，并定期更换，限制患者到病室外活动。

5.3.2   集中进行诊疗和护理，减少出入频率。应尽量减少患者不必要的转运，以减少对其他患者、医务人员和环境表面的污染。

5.3.3   室内地面每日2次用1000mg/L含氯消毒剂擦拭消毒，并按本院《呼吸道病毒性传染病消毒隔离制度》及相关流程落实相应的消毒、隔离措施，规范回收医废等各项工作。

5.4   医务人员防护

5.4.1   按照二级防护要求，进入患者病房时，应戴帽子、医用防护口罩、护目镜或防护面罩，穿防护服、手套、鞋套等。

5.4.2   医务人员从医护人员专用通道出入隔离病房，进入前做好二级防护，离开隔离病房时，按要求脱除个人防护用品，并正确处理使用后物品。

5.5   疑似病例解除隔离标准：采集标本进行呼吸道病毒性传染病病毒核酸检测，连续两次病毒核酸测阴性（采样时间至少间隔24小时）且发病7天后病毒特异性

IgM抗体和IgG抗体仍为阴性，可排除疑似病例诊断。

6. 流程

6.1 呼吸道病毒性传染病疑似病例接诊流程：感染科隔离病房工作人员接到收治呼吸道病毒性传染病疑似病例指令→二级防护着装→护士在感染科隔离病房患者进入通道门口接收患者→带领疑似患者进入隔离病房单间入住。

6.2 呼吸道病毒性传染病确诊病例转送流程

6.2.1 对呼吸道病毒性传染病疑似病例经住院检查确诊患者，由医院负压救护车及院前医师转运到呼吸道病毒性传染病市集中救治点隔离及治疗。

6.2.2 转诊工作流程：感染科隔离病房工作人员接到转诊确诊病例指令→二级防护着装→主诊医师带领患者到达通道门口与院前医师做好交接手续→病室终末消毒。

6.3 呼吸道病毒性传染病确诊病例使用物品和环境的消毒

6.3.1 所有患者使用过的物品均按感染性废物处理，并贴上特殊感染的标签。

6.3.2 患者出院后对病房、患者经过通道进行充分通风后再进行严格空气消毒。

6.3.3 室内地面用1000mg/L含氯消毒剂擦拭消毒，消毒隔离工作具体参见《呼吸道病毒性传染病消毒隔离制度》。

7. 表单

无。

8. 相关文件

无。

（曾春来　虞作春）

隔离病房护理管理制度

1. 目的

为规范呼吸道病毒性传染病隔离病区护理管理，根据《中华人民共和国传染病防治法》和《医院感染管理办法》，制订本制度。

2. 范围

呼吸道病毒性传染病隔离病区。

3. 定义

无。

4. 职责

4.1 科室负责人：负责员工培训，并督促制度落实。

4.2 员工：严格执行本制度所要求的各项制度与流程。当发现外部有可借鉴的文件制度、流程等，向科室负责人提出建议，供研究、评估和使用。

5. 标准

5.1 环境及布局

5.1.1 病区布局。设立相对独立区域，分为污染区、潜在污染区、清洁区。遵循"三区两通道"原则，各区之间界线清楚，标识明确。

5.1.2　患者安置。疑似患者和确诊患者分开安置，疑似患者应单间隔离，经病原学确诊的患者可以安置于同一病室，床间距应大于1米，一旦确诊，立即转运至市集中救治点。

5.1.3　隔离要求。在实施标准预防的基础上采取接触隔离、飞沫隔离和空气隔离等措施。

5.2　消毒管理

5.2.1　病室环境与用物消毒

5.2.1.1　地面消毒。有肉眼可见污染物时，应先使用2000mg/L含氯消毒剂一次性吸水材料完全清除污染物后，再用1000mg/L含氯消毒剂拖地，每日至少2次。遇污染随时消毒。

5.2.1.2　病房空气。病房保持良好的自然通风，每日自然通风至少2次，每次不少于30分钟，病房内每天空气消毒2次。

5.2.1.3　诊疗设施、物品表面。首选1000mg/L（1L水内溶解2片含氯消毒剂）的含氯消毒剂擦拭消毒，不耐腐蚀的使用含乙醇消毒湿巾或用75%的乙醇擦拭消毒（2次），若使用一次性消毒湿巾，可清洁消毒一步完成，每天至少2次。遇污染随时消毒。

5.2.1.4　应当尽量选择一次性使用的诊疗用品。重复使用的医疗器具应当按照"特殊感染"污染先消毒（用1000mg/L含氯消毒剂浸泡或喷洒消毒），再用双层黄袋密闭运送至消毒供应中心处理，并做好"特殊感染"标记。

5.2.1.5　高频接触物体表面，如门把手、电梯按钮等，用含乙醇消毒湿巾或75%乙醇擦拭，每日至少3次。

5.2.2　患者用品处理

5.2.2.1　患者进入病区时，换下的衣服及物品用水溶性垃圾袋盛装，并标识"呼吸道病毒性传染病"由医院统一消毒处理，患者出院时交还患者。

5.2.2.2　呼吸道病毒性传染病确诊患者使用后的床单、被套、枕套、棉絮直接按医疗废物处理。

5.2.2.3　血压计、听诊器等医疗用品专人专用，每次使用后用含乙醇消毒湿巾擦拭。

5.2.2.4　患者的生活垃圾按医疗垃圾处理：医疗垃圾用双层黄色垃圾袋采用鹅颈式包扎，用2000mg/L的含氯消毒剂喷洒塑料袋外层后放入专用医疗废物箱，再用2000mg/L的含氯消毒剂喷洒箱体外面，专人、专车收集，按固定路线转运焚烧处理。

5.3　患者管理

5.3.1　患者入院后统一发放并佩戴医用外科口罩，定期更换。患者自觉规范佩戴口罩，正确实施咳嗽礼仪和手卫生。

5.3.2　谢绝患者亲友探视和陪护，可使用通信设备与外界沟通联系。患者禁止互窜病房，无必要情况严禁出病房。

5.3.3 患者饮食由医院统一提供。

5.3.4 患者通过床头呼叫系统呼叫医护人员。

5.3.5 患者排泄物、呕吐物等需经2000mg/L的含氯消毒剂消毒后排入污水系统，冲水时盖上抽水马桶盖子。

5.4 医务人员管理

5.4.1 医务人员进入隔离病房，严格按照标准正确实施手卫生和穿脱防护用品。

5.4.2 限制进入患者病房的人员，非必要情况不直接与患者接触。污染区的工作人员在一定时间内相对固定，其他人员不进入污染区。

5.4.3 与患者沟通时，保持1米以上的距离，充分利用现有设施，如电话或病房呼叫系统对讲功能与患者进行沟通。

5.4.4 加强患者心身健康自我调适的科普教育，给每位患者及时发放宣教资料。

6. 流程

无。

7. 表单

无。

8. 相关文件

8.1 《中华人民共和国传染病防治法》

8.2 《医院感染管理办法》（卫生部）

（陈美芬 赵荣美）

（三）重点病房防控管理制度

产科个人防护及消毒隔离制度

1. 目的

保护医护人员的自身安全，加强产科呼吸道病毒性传染病的防控措施，加强产科院感监控，降低感染率，使紧急情况下的工作能顺利持续地开展，确保医疗质量与安全。

2. 范围

产科。

3. 定义

无。

4. 职责

4.1 员工：执行制度，全体成员互相监督。

4.2 科室负责人：拟定制度与流程，根据实际情况，负责制度的修订、完善、督查。

5. 标准

5.1 隔离待产室的个人防护措施：穿工作服、戴医用防护口罩、戴一次性工作帽、穿防护服、戴护目镜或防护面罩、鞋套、乳胶手套。严格执行手卫生。

5.2 隔离待产室的消毒隔离

5.2.1 按照三级防护措施进行穿戴

5.2.1.1 用物准备：佩戴医用防护口罩、一次性工作帽，医用护目镜（或防护面罩），外套C级防护服（连体防护衣）、一次性乳胶手套、一次性抵膝鞋套。

5.2.1.2 清洁区（待产室门口）进入污染区前：洗手→先戴医用防护口罩→戴帽子→穿防护服（隔离衣）→戴内层手套→穿鞋套→手卫生→戴护目镜/防护面罩→手卫生→戴外层手套→进入污染区（隔离产房）→穿无菌手术衣→封闭式戴无菌手套。

5.2.2 在产科隔离待产室门口接收患者后，用一次性大单覆盖患者并转运至隔离待产室。

5.2.3 参与助产的医护人员分工明确，避免混乱

5.2.3.1 值班医生（或产房医生）与接生班协同转运产妇至隔离待产室，连接胎心监护。值班医师在隔离待产室书写相关医疗文书，跟患者交代病情并签署知情同意书。

5.2.3.2 日班/二线医生在医生办公室电话告知患者家属病情及处理方案并录音作为凭证。

5.2.3.3 接生护士外穿戴手术衣，并与值班护士清点手术器械。

5.2.3.4 三线护士（责4班护士/日班护士）穿全套防护，在隔离待产室外（缓冲间内）主要负责内外物品的传递（只进不出）。

5.2.3.5 分娩结束后应在产房观察2小时，经评估符合出室标准后方可离室，离室时患者采用一次性手术大单铺盖。要求值班医生提前离开分娩室更换防护服与三线护士（责4班护士/日班护士）共同将产妇送至隔离点并做好交接工作，送前联系专用电梯。

5.2.4 产后处理

5.2.4.1 医护人员脱防护用品顺序：（隔离产房）摘无菌手套、消毒双手→脱无菌手术衣→（隔离待产室门口）手卫生→摘护目镜/防护面罩→脱防护服/内层手套/鞋套→洗手和（或）手消毒→摘帽子→摘医用防护口罩→洗手和（或）手消毒。

5.2.4.2 所有医用废物严格按照要求丢弃入双层黄色医疗废物袋或桶，并做好"呼吸道病毒性传染病感染"特殊标识，严禁丢弃于生活废物袋内。

5.2.4.3 产房及隔离待产室在产后必须进行终末消毒。空气消毒：空气消毒机开机消毒。物表消毒：器械台、设备、操作台、转运床等表面，使用1000mg/L含氯消毒剂，保持10～30分钟后再用清水擦拭；有患者血液、体液等污染的物体表面，直接使用1000mg/L含氯消毒剂处理。地面消毒：有肉眼可见污染物时应先使用2000mg/L含氯消毒剂一次性吸水材料完全清除污染物后再清洁消毒。无明显污染物时可用1000mg/L的含氯消毒剂拖拭消毒，每天2次。遇污染随时消毒。

5.2.4.4　器械处理：护目镜/防护面罩、新生儿呼吸皮囊由值班护士使用1000mg/L含氯消毒剂浸泡后送供应室消毒，术后器械放置在双层黄色医疗废物袋内封存，外贴呼吸道病毒性传染病标识，单独放置，电话通知供应室及时收取，进行后续消毒处理。

5.2.4.5　布类处理：双层黄色医疗废物袋封存，外贴呼吸道病毒性传染病标识，单独放置，外面喷洒含氯消毒剂，由指定人员定时回收处理。确诊患者用过的床单、被套、枕套、棉絮直接按医疗废物处理。

5.2.4.6　医疗废物的管理：疑似和确诊患者所有的废弃物应当视为感染性医疗废物，严格依照《医疗废物管理条例》和《医疗卫生机构医疗废物管理办法》管理，要求双层封扎、标识清楚、密闭转运，隔离病房的转运箱内、外喷洒2000mg/L含氯消毒剂后密闭转运。

5.2.4.7　产房消毒处理完毕后，联系院感科进行物表和空气采样检测，结果合格后方能再次投入使用。

5.2.5　医护人员接触疑似或确诊呼吸道病毒性传染病感染患者后的追踪和管理

5.2.5.1　参与疑似或确诊呼吸道病毒性传染病患者助产的医护人员应在患者产后隔离，进行医学观察。

5.2.5.2　如疑似患者排除呼吸道病毒性传染病，则解除医学观察隔离；如确诊患者为呼吸道病毒性传染病，则继续隔离进行医学观察至14天。

5.2.5.3　参与确诊呼吸道病毒性传染病助产的医务人员术后隔离进行医学观察14天。

5.2.5.4　所有隔离人员观察期间出现异常，及时就医治疗。

5.2.5.5　院感科安排专人全程指导、监督医护人员防护及产房隔离消毒。

5.2.6　药品和一次性物品单向流动，只进不出；非一次性使用的设备和物品必须依据相关规范进行使用后处理。

5.2.7　疑似或确诊呼吸道病毒性传染病产妇分娩时，产房应建立三级防护机制，杜绝参观人员进入该手术间。

5.3　产科在疫情期间诊疗工作暂行规定

5.3.1　隔离产房、隔离待产室物品准备就绪。

5.3.2　病房每日尽量保留一间过渡病房，供核酸检测结果未出的产妇住院。

5.3.3　所有医护人员做好标准预防。

5.3.4　门诊收住的产妇由办公班护士接待，询问有无核酸检测结果，无结果的由责任护士接待，包括胎心监护。

5.3.5　夜间急诊入院者，护士首先按筛查表询问相关情况，测量体温，并填写筛查表。

5.3.6　筛查有异常情况者，按以下流程进行

5.3.6.1　对于疑似呼吸道病毒性传染病合并急危重症患者，及时隔离到感染科，启动院内专家会诊，并向公共卫生科汇报。

5.3.6.2　各类知情同意书签字原则上应由与患者无密切接触史的家属签署。有密切接触史的患者家属可在隔离状态下电话沟通并录音作为凭证，

无家属者按常规流程上报医务处备案。

5.3.6.3 一旦住院患者出现发热，由医师明确发热原因，并上报公共卫生科，再决定是否需单间隔离。

5.3.6.4 住在感染科的孕妇，若需剖宫产终止妊娠，产科医师在感染科行术前准备，之后送手术室，术毕产妇送感染科，新生儿送新生儿科。若自然分娩，进入产程者，由感染科转回产科隔离分娩室分娩，产后产妇送感染科，新生儿送新生儿科。

5.3.6.5 孕妇入院即临产分娩者，同时伴有筛查表中的异常情况时，医务人员做好个人防护，将孕妇送至隔离分娩室，同时汇报感染科、公共卫生科并请相关科室会诊。

6. 流程

疑似或确诊呼吸道病毒性传染病产妇的助产预案（附件）

7. 表单

无。

8. 相关文件

无。

（郑荣宗　张淑珍）

附件：疑似或确诊呼吸道病毒性传染病产妇的助产预案

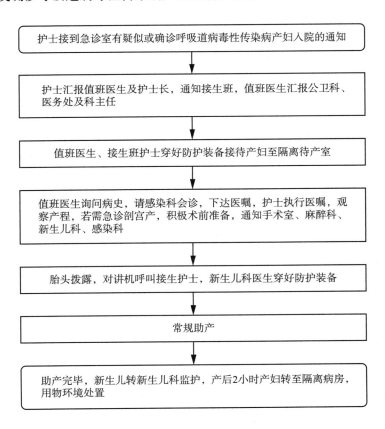

输液室管理制度

1. 目的

在呼吸道病毒性传染病疫情期间制订输液室的各项操作规范，认真做好防控措施，防止发生交叉感染，保证输液室的人员安全。

2. 范围

输液室护士、实习生、进修生、保洁人员、患者及家属。

3. 定义

无。

4. 职责

4.1 护士长：制订呼吸道病毒性传染病疫情期间输液室的各项流程及操作规范，组织防控知识学习、考核，做好人员调配、防控措施落实、物资管理、患者及家属管理；负责对本部门各类人员的督查。

4.2 护士：按要求做好自身防护；严格执行防控管理要求；做好输液患者及家属的管理。

4.3 保洁人员：按要求做好自身防护；严格按照要求进行防控知识培训、考核；做好物表、环境清洁消毒，以及医疗废物、生活废物等处理，协助做好患者及家属的管理。

4.4 实习生、进修生：按要求做好自身防护；严格按呼吸道病毒性传染病防控要求做好消毒隔离，协助做好患者及家属的管理。

4.5 患者及家属：遵守医院规章制度。

5. 标准

5.1 人员防控管理

5.1.1 工作人员进入科室前，测量体温并做好登记，确保工作人员的健康安全。

5.1.2 更换工作服，佩戴医用外科口罩、帽子，换工作鞋，必要时戴防护面屏。

5.1.3 认真做好手卫生，每次操作前后用速干手消毒剂消毒，可见明显污染物时用洗手液、流动水冲洗，时间应符合要求。

5.1.4 实习生、进修生由带教老师做好督查，护士长抽查。

5.1.5 保洁工人由当班护士做好督查，护士长抽查。

5.2 环境管理

5.2.1 各治疗区域明确分区，分为成人输液厅、儿童输液厅、注射室、成人雾化吸入治疗室、儿童雾化吸入治疗室、隔离输液室及特殊治疗室。

5.2.2 由接待护士做好分区安排。

5.2.3 房间每天开窗通风至少2次，每次至少30分钟；必要时空气消毒机每天消毒3次，消毒时段根据患者高峰时段进行调整，每次至少1小时。

5.2.4 高频接触物体表面（如门把手、电灯开关、输液椅等）用75%乙醇溶液擦拭，每日至少2次，治疗台面、办公室电脑等用消毒湿巾擦拭，每日至少2次。

5.2.5　自动血压计、雾化器等医疗器械用消毒湿巾擦拭,每日至少2次。

5.2.6　所有医疗区域地面用500mg/L的含氯消毒剂拖地,30分钟后再用清水拖地,墙壁用500mg/L的含氯消毒剂喷洒消毒,每日至少2次。

5.2.7　马桶使用后盖上盖子冲水,每天用1000mg/L含氯消毒剂擦拭,卫生间地面用500mg/L含氯消毒剂拖地,30分钟后再用清水拖地。

5.2.8　垃圾、织物等存放处和垃圾桶,每天用1000mg/L含氯消毒剂喷洒消毒。

5.2.9　日班、前夜班、后夜班根据《医院呼吸道病毒性传染病输液室防控核查表》检查工人防控措施落实情况并登记,护士长督查。

5.2.10　操作时治疗巾采用一次性纸巾,一用一换,需头皮输液患儿用一次性治疗巾,专人专用,由患儿家属自行保管。

5.2.11　患儿输液用固定夹板、剃毛刀,专人专用。

5.2.12　耳温套专人专用。

5.2.13　患者呕吐物、排泄物、血液处理参照《普通病房防控管理制度》。

5.3　患者及陪护管理

5.3.1　建议患者尽量减少陪护或无陪护,成人最多留陪1人,小儿最多留陪2人。

5.3.2　输液患者座位安排大于1米,输液患者及家属必须全程戴口罩并符合要求,由当班护士做好监督。

5.3.3　护士向输液患者及家属做好呼吸道病毒性传染病防控期间注意事项的宣教。

5.3.4　注射室患者一人一诊室,其他患者坐在走廊候诊椅上等候。

5.3.5　雾化吸入的患者,尽量一人一诊室或位置间距大于1米,雾化后及时开窗通风或开空气消毒机消毒1小时。

6. 流程
   无。

7. 表单
   无。

8. 相关文件
   无。

（陈美芬　章月照）

血液净化中心管理制度

1. 目的
   保证呼吸道病毒性传染病疫情间血液净化中心工作的正常运转,早期筛查高风险患者,防止交叉感染,确保安全。

2. 范围
   血液净化中心。

3. 定义
   无。

4．职责

4.1　科室负责人：制订制度并负责组织和实施，监督执行本规程。

4.2　员工：遵守医院相关规定，按照《呼吸道病毒性传染病疫情间血液净化中心管理制度》执行。

5．标准

5.1　医护和工勤人员管理（参考《医院工作人员健康监测管理制度》）。

5.2　患者/陪护评估管理

5.2.1　患者评估：每日评估透析患者的病情、人数、陪护人员数量。

5.2.2　空间评估：梳理各出入口、电梯位置、患者流动走向等，评估可管控关键点。

5.2.3　物资评估：疫期所需物资种类、数量，统计现有储存量和每日消耗量。

5.3　患者/陪护防控筛查和就诊路线

5.3.1　初筛防控要点：医院安排专人在住院部入口对全体人员（含门诊透析患者）进行监测体温，核查陪客证。

5.3.2　接诊处筛查防控要点：透析治疗前在候诊室监测患者及陪客体温、健康码、行程码、接诊医生结合其流行病学史、相关症状等进行综合判断；使用非接触式电子体温计，若测得体温≥37.3℃，使用耳温计复测。

5.3.3　治疗期间防控要点：强调患者透析全程正确佩戴口罩；严格门禁管理，限制陪护人员进入透析治疗区；透析期间尽量不进食；治疗结束前评估患者无发热等异常情况后方可顺利离院或返回科室。

5.3.4　患者及陪客每周监测核酸。

5.4　门诊患者管理

5.4.1　患者每日（包括非透析日）进行体温和病情监测等。

5.4.2　尽量避免在不同血透机构流动，原则上不应离开本地。

5.4.3　患者往返血液净化中心如需陪护人员，应相对固定不随意调换。

5.5　特殊患者管理

5.5.1　对于已排除呼吸道病毒性传染病，但有明显呼吸道症状的患者，安排在当天最后一班次或将患者安置在透析大厅的角落通风处，减少与其他患者的接触。

5.5.2　将疑似或确诊呼吸道病毒性传染病患者转至（定点医院）隔离区进行连续性肾脏替代治疗（CRRT）。呼吸道病毒性传染病确诊患者行CRRT治疗应专机专用。

5.5.3　对于需居家隔离或与居家隔离者有密切接触史的血透患者，由医护人员在隔离病房进行床旁CRRT治疗。

5.6　环境管理

5.6.1　明确划分三区：污染区、半污染区、清洁区。

5.6.2　设立三通道：患者通道、员工通道、污物通道。

5.6.3　确保各区、各通道之间界线清楚，标识明显。

5.7　设备及物体表面消毒管理

5.7.1　护士站、接诊台等物体表面无血迹污染时，使用500mg/L的含氯消毒剂擦拭消毒。血液透析机等医疗设备使用消毒湿巾或500mg/L的含氯消毒剂（评估腐蚀性）擦拭消毒。

5.7.2　被患者体液、血液、排泄物、分泌物等污染环境表面时，应先采用可吸附的材料将其清除，再用2000mg/L含氯消毒剂进行消毒。

5.7.3　确诊病例、疑似病例使用的仪器设备（透析机及CRRT机等）、物体表面及地面应使用1000mg/L的含氯消毒剂进行终末消毒。

5.8　空气消毒管理

5.8.1　透析治疗区保持良好通风，每班次治疗结束应至少通风30分钟。

5.8.2　透析治疗区每日空气消毒3次，每次1小时。

5.9　医疗废物及废液管理要点

5.9.1　医疗废物分类收集，使用双层医疗废物袋盛装，鹅颈结式封口，分层封扎，严禁挤压。

5.9.2　呼吸道病毒性传染病患者的医疗废物应在收集容器的标签上标注"呼吸道病毒性传染病"。

5.9.3　血液透析治疗结束后，将血液循环管路内的残余液体通过透析器排空至污水处理系统。

5.9.4　可疑病例行CRRT治疗时，废液应倾倒于连接污水处理系统的废液池，旁边贴上"呼吸道病毒性传染病可疑患者专用废液池"字样。

6.　流程

呼吸道病毒性传染病疫情间血透患者防控流程（附件一）

7.　表单

7.1　《血液净化中心患者承诺书》（附件二）

7.2　《×××医院呼吸道病毒性传染病防控陪护人员记录表》（附件三）

8.　相关文件

8.1　《中华医学会肾病分会血透呼吸道病毒性传染病防控标准》

（陈美芬　张彬娥）

附件一：呼吸道病毒性传染病疫情间血透患者防控流程

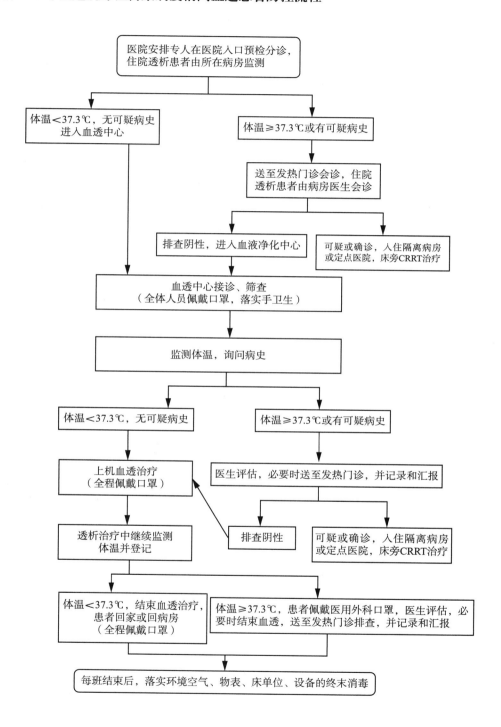

附件二：血液净化中心患者承诺书

血液净化中心患者承诺书

姓名：　　出生日期　　年　月　日：　　住院号：　　科室：　　床号：

尊敬的透析患者及家属：

　　当下正值抗击呼吸道病毒性传染病疫情之际，我院为政府指定的呼吸道病毒性传染病定点救治医院，根据国家防控工作部署，在这一特殊时期，为保障您和他人的健康和安全，减少交叉感染，请您积极配合做好以下承诺。

1. 承诺主动告知透析中心医务人员以下内容的真实性：近14天无海外旅居史、接触史；近14天无呼吸道病毒性传染病疫区居住史或旅行史；近14天内未接触过确诊或疑似呼吸道病毒性传染病患者；近14天无发热或有呼吸道症状；近14天内家人及自己接触的人无发热或呼吸道症状；本人或家属无居家隔离。
2. 承诺透析间期居家为主，减少外出，尽可能不接触外人（包括亲戚、朋友）。
3. 承诺往返医院途中尽量自备交通工具；如确需乘坐公共交通工具，须做好个人防护，正确佩戴口罩；手接触公共设施后正确洗手，尽可能与其他人员保持1.5米以上的距离。
4. 承诺按通知时间到候诊室候诊，测体温，尽量避免拥挤、少讲话。
5. 承诺透析过程全程戴口罩，尽可能不在透析过程中进餐。
6. 承诺积极配合测体温，如有异常需要到发热门诊筛查呼吸道病毒性传染病。
7. 本人和陪护者进出院区、血液净化中心按医院规定执行。

若充分知晓理解上述情况，并自愿服从医院规定，请签字。

【医师陈述】：我已经告知患方在疫情防控期间医院的特殊规定，并告知患方做好个人防护等相关事宜，并解答了疫情期间相关治疗的问题。

医师签名：　　　　签名时间：　　年　月　日　时　分

【患者知情同意】：（在选择项前的"□"处打"√"，在不选择项前的"□"处打"×"，两者必须同时做标记）

医师已经告知疫情防控期间住院相关规定，我已经充分理解本告知书的内容。

经过慎重考虑决定，我　□同意　□不同意　自愿服从医院规定。

患方签名：　　　与患者关系：　　　电话：

　　　　　　　　　　　　　　签名时间：　　年　月　日　时　分

附件三：×××医院陪护筛查表

床号	患者姓名	陪护姓名	身份证号码	核酸报告		健康筛查（二选一）		是否有呼吸道感染（发热、乏力）及消化道症状（腹痛、腹泻）等	外出史	体温	备注	核查护士1签名	核查护士2签名
				日期	确认者	健康码（仅限绿码）	陪护人员筛查表						

表头：×××医院呼吸道病毒性传染病防控陪护人员记录表　病区　年　月　日

（四）普通病房防控管理制度

1. 目的

有效规范全院呼吸道病毒性传染病疫情期间普通病房管理，预防交叉感染，确保人员安全。

2. 范围

呼吸道病毒性传染病疫情期间全院普通病房。

3. 定义

无。

4. 职责

4.1 护理部、院感科：制订管理制度。

4.2 院感科、医务处、护理部：负责监督制度的落实。

4.3 科主任、护士长：全面负责呼吸道病毒性传染病疫情期间的病房管理工作，督查医护人员对疫情防控陪护管理工作的落实情况及持续质量改进。

4.4 医护人员：认真履行岗位职责，做好患者、陪护、临时探视人员的排查监测、健康宣教及护理等工作。

4.5 保安及志愿者：负责卡口管理、人员筛查及管理。

4.6 保洁：遵守医院相关规定，严格执行消毒隔离规范，做好病房的保洁工作。

4.7 患者、陪护人员、临时探视人员及其他工勤人员：遵守医院相关规定。

5. 标准

5.1 过渡病室

5.1.1 各科室应在病房的末端设置应急过渡病室，用于急诊患者核酸检测结果未出及疑似患者的隔离和救治，科室配有应对急性呼吸道传染病的消毒和防护用品（防护口罩、防护服、护目镜等）。

5.1.2 医务人员进入过渡病室前应做好个人防护：严格执行手卫生，戴医用防护口罩、手套，穿隔离衣、鞋套，根据操作是否有喷溅按需决定是否佩戴面屏或护目镜。

5.1.3 脱防护用品：有条件者在隔壁空余病室内脱防护用品，没有条件者则在隔离病室门口脱防护用品，严格执行手卫生，回到护士办公室脱下医用防护口罩，更换外科口罩。

5.2 发热患者管理

及时发现发热患者。普通病区要提高敏感性，在日常的诊疗护理过程中加强对住院患者的病情观察，及时发现体温等异常。对无明确诱因的发热、提示可能罹患传染病的患者，或者虽无发热症状但呼吸道等症状明显、罹患传染病可能性大的患者，都要立即进行实验室检测和影像学检查。进一步询问流行病学史，对于怀疑病毒感染的肺炎疑似病例者，要立即转入普通病区过渡病室。

5.3 疑似患者管理

5.3.1 病区（房）内发现疑似患者后，立即启动《呼吸道病毒性传染病肺炎的应急预案》和相关流程，按规范要求实施及时有效的隔离、救治和转诊工作。

5.3.2 过渡病室主要用于安置本病区住院患者中发现的符合病例定义的病毒感染的肺炎疑似病例。在加强隔离疑似病例治疗的同时，组织院内专家会诊。仍考虑疑似病例的，应当在2小时内进行网络直报，并采集呼吸道或血液标本进行病毒核酸检测。同时尽快将患者转运至感染科，进行规范治疗。过渡病室专人负责，诊疗物品专室专用。

5.3.3 病区（房）内发现疑似患者时，均应按医院《呼吸道病毒性传染病消毒隔离制度》及相关流程落实相应的消毒、隔离措施，规范回收医疗废物，按《呼吸道病毒性传染病个人防护用品使用管理制度》做好相应的防护。

5.3.4 患者转出后按《呼吸道病毒性传染病消毒隔离制度》等制度，对其接触的环境及病房进行消毒处理。

5.4 人员管理

5.4.1 患者

5.4.1.1 首次进入病区的患者必须佩戴口罩，护士核对身份证、健康码、行程码、住院单、核酸检测阴性结果，特别注意疫区回来的人员。

5.4.1.2 急诊患者及新生儿科住院患者，在急诊室行核酸采样后由医务人员陪同送入病区后安置在过渡病室，标识明确，相对固定医护人员接触患者并做好个人防护，无特殊原因患者不能离开病房，等核酸结果确定为阴性后才能转到普通病房。

5.4.1.3 住院期间患者凭手腕带出入病区。

5.4.1.4 在院期间不得随意在各病室走动或离开病房，不扎堆聊天，按要求佩戴口罩，并做好手卫生等个人防护；尽量在医院订餐；每2周监测核酸。

5.4.1.5 出院时护士要及时取下患者手腕带。

5.4.2 陪护

5.4.2.1 陪护者首次凭核酸检测阴性结果及住院单进入病区，病区护士核实陪护身份及核酸结果后，给陪护者开具《医院陪护证》，每位住院患者原则上只允许相对固定1位家属陪护。

5.4.2.2 陪护者进入病区时，需佩戴口罩、测量体温并核对健康码、身份证、陪客证，无健康码者填写《医院陪护人员筛查表》。

5.4.2.3 护士每天对所有陪护者进行身份核对，询问是否有呼吸道感染（发热、乏力）及消化道症状（腹痛、腹泻）等情况，测量体温并登记在《医院呼吸道病毒性传染病防控陪护人员记录表》上，对陪护者做好健康教育及管理。

5.4.2.4 对体温≥37.3℃、有呼吸道感染（发热、乏力）及消化道症状（腹痛、腹泻）者，若有流行病学史，立即隔离并上报，无流行病学史者专人引导（引导者要戴医用防护口罩，保持距离）至发热门诊就诊，不能继续在病房做陪护工作。发热者佩戴外科口罩，需特别注意中高风险区（含境外）回来的人员。

5.4.2.5 陪护者在院期间按要求佩戴口罩，并做好手卫生等个人防护，不得随意在各病室走动，原则上不离开病房，不扎堆聊天，尽量在医院订餐，每2周监测核酸。

5.4.2.6　停止陪护后陪护证由责任护士负责收回、销毁。

5.4.3　临时探视人员

5.4.3.1　疫情期间鼓励采用视频等线上探视，原则上取消来院探视。但因手术或患者病情变化、办理出院等特殊情况需要家属来院时，主管医生通知护士长或责任护士开具《住院患者家属临时通行证》，开通行证的护士负责询问探视者流行病学史，若发现异常，不能让其来院探视，告知其应及时就诊并将相关情况通知相关部门。

5.4.3.2　探视人员凭临时通行证、健康绿码、身份证、测量体温正常方可进入病区，逗留时间不超过30分钟，一次不超过2人。

5.4.4　急诊患者及新生儿科住院患者的陪护者

5.4.4.1　对病情危急需要急诊入院及新生儿科住院患者的陪护者，在急诊室行核酸采样后由医务人员陪同送入病区，陪护者凭绿码及正常体温通行。

5.4.4.2　将患者和陪护者安置在过渡病室，相对固定医务人员接触患者及陪护者，并做好个人防护。

5.4.4.3　核酸检测结果为阴性后才能由过渡病室转到普通病房。

5.4.6　医护和工勤人员：参考《医院工作人员健康监测管理制度》。

5.4.7　保安人员及志愿者：负责各卡口人员筛查、管理及持续质量改进。

5.5　预防院内感染管理措施

5.5.1　环境卫生

5.5.1.1　开窗通风：每天至少2次，每次30分钟以上。

5.5.1.2　所有医疗区域地面用500mg/L的含氯消毒剂拖地，每日至少2次，污染随时消毒。

5.5.1.3　高频接触物体表面（如门把手、电梯按钮、电灯开关等）用75%乙醇擦拭，每日至少2次。

5.5.1.4　马桶使用后盖上盖子冲水，防止产生气溶胶飞溅，每天用500～1000mg/L含氯消毒剂擦拭。

5.5.1.5　垃圾、织物等存放处和垃圾桶，每天用1000mg/L含氯消毒剂喷洒。

5.5.2　保持良好的个人行为

5.5.2.1　手卫生：严格执行手卫生指征，原则上无明显污染可用速干手消毒剂，有污染时必须在流动水下洗手。

5.5.2.2　正确佩戴口罩，口罩需要遮住口鼻。

5.5.2.3　咳嗽或打喷嚏时，应用纸巾遮住口鼻；如无纸巾，可用上臂衣袖遮住口鼻；使用后的纸巾尽快丢入垃圾桶；打喷嚏或咳嗽后尽快洗手。

5.5.2.4　避免与未戴口罩的人员交流；与他人交谈保持1米以上安全距离；不握手。

5.5.2.5　尽量不乘坐电梯；乘坐电梯时不直接接触电梯按钮或者接触后尽快做好手卫生。

5.5.2.6　不聚餐。就餐时要与他人保持一定距离，减少交谈。

5.5.3　减少高风险操作（有患者体液、血液喷溅的操作），科室备用面屏，操作时做好个人防护，工作服及时更换。如有体液、血液污染时，按血液或体液溅污及呕吐物、排泄物污染的清洁消毒流程处理。

5.5.4　落实班次每天2次按《呼吸道病毒性传染病病区防控核查表》对院感防控措施执行情况进行监管，护士长不定期抽查。

6. 流程

血液或体液溅污及呕吐物、排泄物污染的清洁消毒流程（附件一）

7. 表单

7.1　《工作人员体温监测日报表》（附件二）

7.2　《呼吸道病毒性传染病病区防控核查表》（附件三）

7.3　《医院陪护证》（附件四）

7.4　《医院陪护人员筛查表》（附件五）

7.5　《呼吸道病毒性传染病防控陪护人员记录表》（附件六）

7.6　《住院患者家属临时通行证》（附件七）

8. 相关文件

《呼吸道病毒性传染病个人防护用品使用管理制度》

（陈美芬　冯小红　潘红英）

附件一：血液或体液溅污及呕吐物、排泄物污染的清洁消毒流程

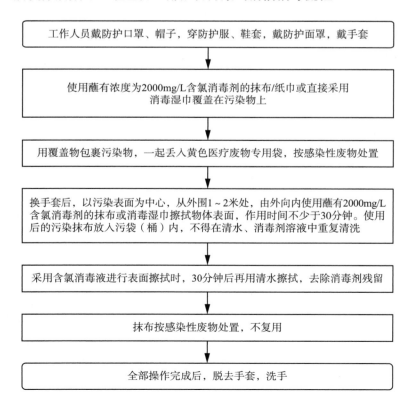

附件二 :《工作人员体温监测日报表》

工作人员体温监测日报表						
说明：1.若有体温异常人员，请科室立即上报公共卫生科。 2.科室工作人员包括住培人员、进修生、实习生、本院合同工、劳务派遣人员、外来工作人员。 3.《××科室工作人员体温监测登记表》需在附件中下载，各科室每日对上班人员测量两次体温并做好记录备查。						
		情况所属日				
科室		填报人		联系方式		填报时间
科室总人数		今日上班人数				
体温异常人员信息						
姓名	体温	是否咳嗽	其他症状	流行病学史		备注

附件三 :《呼吸道病毒性传染病病区防控核查表》

×××医院呼吸道病毒性传染病病区防控核查表															
日期	时间	医务人员			保洁员/护工		患者/陪护佩戴口罩	环境物品消毒						存在问题	监督人	护士长
		佩戴口罩	手卫生	高风险操作防护	佩戴口罩	手卫生		门把手/开关/走廊扶手/触摸屏（每日3次）	病房地面（每日2次）	坐便器（每日1次）	消毒液浓度检测、登记	开窗通风（每日3次）			
备注：核查工作具体落实到班次，护士长督查至少每周2次；核查项目符合要求请打"√"，不符合要求请打"×"，存在的问题请具体描述。															

附件四：《医院陪护证》

×××医院陪护证

病区：_____ 床号：_____ 患者姓名：_____

陪护开始时间：_____年____月____日

陪护结束时间：_____年____月____日

陪护人姓名：_____ 身份证：_____

护士签名：_____ 日 期：_____

　　温馨提醒：住院期间谢绝探视，此陪护证仅限本人使用。通过卡口时请与身份证同时出示，以供工作人员核对。若违反疫情防控相关规定，造成后果将负相应责任。

附件五：《医院陪护人员筛查表》

×××医院

陪护人员筛查表

患者姓名：_____

　　根据市防疫领导小组关于单位出入管理相关规定，我院加强住院患者陪护探视管理。请如实填写以下信息，否则将承担相关法律责任！

一、现场体温：陪护人员_____

二、重要信息：姓名_____　　　男　　女　　电话号码_____

　　　　　　　身份证号_____　家庭住址_____

三、来自

　　　　□市域外_____　　_____　　_____

四、流行病学调查：

1.近14天内是否到过××区以外地区居住和旅行。

　　□无　　_____　_____

2.近14天内是否曾搭乘过公共交通工具（如飞机、火车、汽车、轮船等）。

　　□无　　_____　_____

　　　　　　_____　_____　_____

3.近14天内是否接触××区以外人员或共同外出聚餐、游玩等（越详细越好）。

　　□无　　_____　_____

4.近14天内是否接触过确诊或疑似新冠病毒肺炎患者、发热患者或有呼吸道症状的患者。

　　□无　　_____　_____

附件六：《呼吸道病毒性传染病防控陪护人员记录表》

床号	患者姓名	陪护者姓名	身份证号码	核酸报告		健康筛查（二选一）		是否有呼吸道感染（发热、乏力）及消化道症状（腹痛、腹泻）等	体温	备注	第1次核查护士签名	第2次核查护士签名
				日期	确认者	健康码（仅限绿码）	防护人员筛查表					

呼吸道病毒性传染病防控陪护人员记录表
病区＿＿＿　　　　　202＿年＿月＿日

备注：陪护人员（含保姆）的信息核查2次/日；测体温2次/日。

附件七：《住院患者家属临时通行证》

住院患者家属临时通行证
病区＿＿＿＿＿＿　床号＿＿＿＿＿＿＿＿＿　患者姓名＿＿＿＿＿＿＿＿＿
开始时间：202＿年＿＿＿月＿＿＿日＿＿＿时
结束时间：202＿年＿＿＿月＿＿＿日＿＿＿时
家属身份证：＿＿＿＿＿＿＿＿＿＿＿＿＿＿＿＿＿＿＿
护士签名：＿＿＿＿＿＿＿＿　日期：＿＿＿＿＿＿＿＿＿＿
凭此证连同身份证、健康码放行

（五）确诊病例出院标准及出院后随访管理制度

1. 目的

明确呼吸道病毒性传染病患者出院标准及出院后随访管理。

2. 范围

　　集中救治点。

3. 定义

　　无。

4. 职责

　　4.1　医生：以《指南》为依据，严格按照出院标准，判断呼吸道病毒性传染病患者是否达到出院条件，做好随访。

　　4.2　护士：为患者办理出院并做好出院后随访。

5. 标准

　　5.1　呼吸道病毒性传染病患者的出院标准。

　　　　5.1.1　体温恢复正常3天以上。

　　　　5.1.2　呼吸道症状明显好转。

　　　　5.1.3　肺部影像学显示急性渗出性病变明显改善。

　　　　5.1.4　连续两次呼吸道标本病原体核酸检测阴性（采样时间至少间隔24小时）。

　　5.2　转运原则

　　　　5.2.1　对出院患者，由医院负压救护车及院前医师转运到指定隔离观测点留观。

　　　　5.2.2　医疗机构和隔离观测点做好患者转运交接记录，并及时报上级卫生健康行政部门。

　　5.3　呼吸道病毒性传染病患者的出院后随访管理

　　　　5.3.1　感染科指定专人对呼吸道病毒性传染病出院患者进行随访管理，由固定医师、护士负责出院患者的随访管理工作。

　　　　5.3.2　呼吸道病毒性传染病患者出院后第2周、第4周到医院随访、复诊。

　　　　5.3.3　与患者居住地基层医疗机构间保持联系，共享病历资料，及时将出院患者信息推送至患者辖区或居住地基层医疗卫生机构。

　　　　5.3.4　患者出院后继续进行14天隔离管理和健康状况监测，佩戴口罩，有条件的居住在通风良好的单人房间，减少与家人的近距离密切接触，分餐饮食，做好手卫生，避免外出活动。

6. 流程

　　无。

7. 表单

　　无。

8. 相关文件

　　无。

（曾春来　虞作春）

（六）集中隔离医学观察点感染防控制度

1. 目的

　　进一步做好呼吸道病毒性传染病防控工作，阻断病原体传播，降低感染发生风险，保障人民群众和医务人员生命健康安全。

2．范围

集中隔离医学观察点。

3．定义

无。

4．职责

集中隔离医学观察点工作人员认真执行感染防控制度，负责人监督落实。

5．标准

5.1　选址

5.1.1　选择相对独立，易于管理，通风较好，出入方便。

5.1.2　有足够数量、相对独立的单间，且有相关的卫生设施。

5.1.3　洁污分开，能分隔污染区和清洁区。

5.2　感染防控

5.2.1　布局流程合理，洁污分开。

5.2.1.1　医疗废物和食物送餐的电梯分开。

5.2.1.2　分设留观人员和工作人员专用通道、电梯。

5.2.1.3　标识标牌清楚。

5.2.2　隔离。集中隔离医学观察对象应独立居住，原则上一人一间，未成年人须有监护人陪同，留观人员仅限房间内活动，避免接触其他留观人员。

5.2.3　个人防护

5.2.3.1　需密切接触时，如接待患者、测体温的人员，以及污染区保洁人员等，应穿戴一次性手套、防护服、KN95/N95以上颗粒物防护口罩或医用防护口罩、防护面屏或护目镜、工作鞋或胶靴、防水靴套等。

5.2.3.2　没有直接密切接触的工作人员，如安保巡查人员，应穿工作服、戴外科口罩、穿隔离衣等。

5.2.3.3　清洁区的工作人员应穿工作服、戴外科口罩等。

5.2.3.4　防护用品的穿脱必须在指定地点完成，脱防护服与脱口罩不能在同一个点，每脱一步都要进行手卫生。

5.2.3.5　防护用品穿脱点都要配有穿衣镜。

5.2.4　复用物品的处理。使用后的护目镜或面罩、胶靴等非一次性使用的物品应消毒后再使用，用1000mg/L含氯消毒剂浸泡30分钟后清洗晾干备用。其余一次性使用的物品应放入黄色医疗废物收集袋中作为医疗废物处理。

5.2.5　废物的处理。集中隔离医学观察点产生的生活垃圾、使用后的一次性医用品、消毒处置过程中产生的医疗废物，应按《医疗废物管理条例》和《医疗卫生机构医疗废物管理办法》的有关规定进行管理。首先有效封扎袋口，放入周转箱，再使用2000mg/L含氯消毒剂进行喷雾消毒。设置医疗废物暂存点，使用医疗废物专用垃圾袋和收纳箱，1～2次/天由专业公司上门收运，做好交接登记。每天给客房发放专用垃圾袋。工作人员产生的生活垃圾按照普通垃圾处理。

5.2.6 终末消毒

5.2.6.1 对所住房间的物品、地面使用3%过氧化氢进行喷洒消毒并开窗通风1小时以上。

5.2.6.2 解除隔离后房间的消毒。

5.2.6.2.1 房间的物品用500mg/L含氯消毒剂擦拭，30分钟后再清水擦拭去除残留消毒剂。

5.2.6.2.2 易腐蚀的物品使用乙醇擦拭。

5.2.6.2.3 复用的织物按酒店常规更换清洗。

5.2.6.3 确诊隔离人员房间的消毒。

5.2.6.3.1 房间的物品用1000mg/L含氯消毒剂擦拭，30分钟后再清水擦拭去除残留消毒剂。

5.2.6.3.2 使用后的织物按医疗废物处理。

5.2.6.3.3 在隔离观察期被污染的织物按医疗废物处置。

5.2.7 观察点需对各类污染对象进行消毒处理，所用药品、剂量与方法如下。

5.2.7.1 室内空气（包括走廊及其他公共区域）。首选加强通风，保证有充足的新风输入。其中客梯或污物电梯使用后用2000～5000mg/L过氧乙酸溶液，或者3%过氧化氢溶液，或者500～1000mg/L二氧化氯等消毒液，用超低容量喷雾器进行气溶胶喷雾消毒，喷雾量20～40ml/m²，关闭门封闭作用1～2小时。

5.2.7.2 物体表面（包括公共活动区域的桌面、台面、电梯按钮、门把手等）。每天湿式清洁3次以上。每天消毒1次，用500mg/L含氯消毒剂消毒；易腐蚀物体表面用75%乙醇或消毒湿巾擦拭。消毒完毕30分钟后用清水湿布巾擦拭，以减轻对物体表面的腐蚀性。

5.2.7.3 地面：（包括走道及其他公共区域）。每天湿式拖地2次以上。每天消毒1次，用500mg/L含氯消毒剂拖地。消毒完毕30分钟后用清水拖地，以减轻对物体表面的腐蚀性。拖地的布要拧干不滴水。

5.2.7.4 餐（饮）具。首选煮沸消毒15～30分钟，也可用500mg/L含氯消毒剂或5000mg/L过氧乙酸溶液浸泡30分钟后，再用清水洗净。

5.2.7.5 隔离对象排泄物、分泌物和呕吐物的处理。

5.2.7.5.1 台面或地面上污染物的处理：用浸有浓度为2000mg/L含氯消毒剂的抹布或直接采用消毒湿巾包裹污染物，一起丢入黄色医疗废物专用袋，按感染性废物处置。之后以污染表面为中心，从外围1～2米处，由外向内采用浸有2000mg/L含氯消毒剂溶液的抹布或消毒湿巾擦拭物体表面，作用时间不少于30分钟。如果采用含氯等具有腐蚀性的消毒溶液进行表面擦拭时，30分钟后更换新的抹布，用清水再擦拭残留消毒剂。

5.2.7.5.2 马桶内排泄物的处理：排泄后用5000mg/L含氯消毒剂按1∶2投放，盖上马桶盖，作用30分钟后冲水。

5.2.8 加强手卫生：所有出入口、电梯厅都要有便于进行手卫生的设施，如安装

速干手消毒剂。

6. 流程

　　无。

7. 表单

　　无。

8. 相关文件

　　8.1　《医疗废物管理条例》（2011年修订）

　　8.2　《医疗卫生机构医疗废物管理办法》（2003年）

（曾春来　徐丽英）

第三节　医院呼吸道病毒性传染病防控后勤保障制度

一、消　杀

（一）消毒隔离制度

1. 目的

　　进一步做好呼吸道病毒性传染病防控工作，规范医疗设备、器械和物品等的清洁消毒灭菌，以降低感染的风险。

2. 范围

　　全院。

3. 定义

　　无。

4. 职责

　　4.1　医院感染管理科：制订和完善制度、督查。

　　4.2　科室医院感染管理小组：负责本部门对制度的落实与检查。

　　4.3　医务人员：执行制度，全体同仁相互督促。

5. 标准

　　5.1　物体表面的消毒

　　　　5.1.1　诊疗设施、设备表面，如床栏、床边桌、呼叫按钮、监护仪、微泵、计算机等物体表面、转运车辆、担架等运输工具（使用完之后立即消毒），首选1000mg/L（1L水内溶解2片含氯消毒剂）的含氯消毒剂擦拭消毒，不耐腐蚀的使用消毒湿巾或75%的乙醇擦拭消毒（2次），若使用一次性消毒湿巾，可清洁消毒一步完成，每天至少2次。遇污染随时消毒。

　　　　5.1.2　高频接触物体表面，如门把手、电梯按钮等，用500mg/L含氯消毒剂或75%乙醇擦拭，每日至少3次。

　　5.2　地面的消毒

　　　　5.2.1　有肉眼可见污染物时应先使用含2000mg/L氯消毒剂的一次性吸水材料完全清除污染物后再清洁消毒。

5.2.2 所有医疗区域（除外新生儿科）无明显污染物时，地面用500mg/L含氯消毒剂拖地，高风险科室（如发热门诊、急诊、感染科、呼吸科等）用1000mg/L含氯消毒剂拖地，每日至少2次。新生儿科每日清水清洁2次，每周用500mg/L含氯消毒剂拖地消毒1次。遇污染随时消毒。

5.3 复用物品如诊疗器械、器具的消毒，应当尽量选择一次性使用的诊疗用品。疑似或确诊患者使用的听诊器、温度计、血压计等医疗器具和物品实行专人专用。重复使用的医疗器具应当按照"特殊感染"污染先消毒（1000～2000mg/L含氯消毒剂浸泡或喷洒消毒），再用双层黄袋密闭运送至消毒供应中心处理，并做好"特殊感染"标记。

5.4 医用织物

5.4.1 接触疑似或确诊患者的工作人员使用后的织物按感染性织物处理，丢入水溶性编织袋中，2/3满后由护士扎紧袋口并喷洒2000mg/L含氯消毒剂，装进套有感染性织物专用橘红色布袋的白色周转箱内，周转箱内外再次喷洒2000mg/L含氯消毒剂并在周转箱外贴"污工作服"标识。

5.4.2 洗涤公司工作人员做好个人防护（工作服、医用防护口罩、帽子、防护服、手套、防水雨靴等），将橘红色布袋直接投入"隔离式洗衣机"（前进后出型洗衣机），用1000mg/L含氯消毒剂浸泡30分钟后设置主洗温度80℃，时长20分钟，开启正常程序洗涤。

5.4.3 确诊患者使用后的床单、被套、枕套、棉絮直接按医疗废物处理。

5.5 空气消毒

5.5.1 开窗通风一天至少2次，每次至少30分钟，科室设有排班监督巡查。

5.5.2 房间、转运车辆或其他密闭场所的空气终末消毒可采用空气净化设备如空气消毒机、过氧化氢空气消毒机，操作方法、注意事项等应遵循产品的使用说明。

5.6 医疗废物的管理。疑似和确诊患者所有的废弃物应当视为感染性医疗废物，严格依照《医疗废物管理条例》和《医疗卫生机构医疗废物管理办法》管理，要求双层封扎、标识清楚、密闭转运，隔离病房的转运箱内外喷洒2000mg/L含氯消毒剂后密闭转运。

5.7 尸体的处理

5.7.1 疑似或确诊患者死亡的，应当对尸体及时进行处理。处理方法如下：用5000mg/L含氯消毒剂或0.5%的过氧乙酸棉球或纱布填塞患者的口、鼻、耳、肛门等所有开放通道；用双层布单包裹尸体，装入双层尸体袋中，由专用车辆直接送至指定地点火化。

5.7.2 疑似或确诊患者住院期间使用的个人物品经消毒后方可随患者或家属回家。

6. 流程

无。

7. 表单

无。

8. 相关文件

8.1　《医疗废物管理条例》（2011年修订）

8.2　《医疗卫生机构医疗废物管理办法》（2003年）

（曾春来　徐丽英）

（二）复用医疗器械清洗消毒灭菌管理制度

1. 目的

规范呼吸道病毒性传染病患者使用后可复用医疗器械、物品清洗灭菌流程，保障医疗器械、物品清洗灭菌效果，防止交叉感染。

2. 范围

有疑似或确诊呼吸道病毒性传染病患者使用后可复用医疗器械、物品的部门和消毒供应中心。

3. 定义

无。

4. 职责

  4.1　使用部门：疑似或确诊有呼吸道病毒性传染病患者，尽可能选择使用一次性诊疗器械、物品。

  4.2　使用者：负责对复用医疗器械、物品进行消毒预处理并用防渗漏收集袋双层封扎。

  4.3　消毒供应中心：负责回收、清点、清洗、消毒、灭菌呼吸道病毒性传染病患者使用后可复用医疗器械、物品，保障清洗灭菌质量，确保临床安全使用。

5. 标准

  5.1　人员防护

    5.1.1　回收工作人员隔离防护：佩戴一次性医用帽、一次性医用外科口罩、防护眼罩或防护面屏，穿防渗透隔离衣、工作鞋，戴双层手套。

    5.1.2　去污区清洗人员防护：佩戴一次性医用帽、一次性医用外科口罩、防护眼罩或防护面屏，穿防渗透隔离衣、戴双层乳胶手套，穿防护鞋并套鞋套。

    5.1.3　在操作前后，穿、脱隔离防护装备严格按流程进行，严格执行手卫生。

  5.2　实施单独回收

    5.2.1　对于呼吸道病毒性传染病患者使用后的复用医疗器械、物品，在隔离病房或发热门诊、急诊等就地进行消毒预处理，采用1000mg/L的含氯消毒剂浸泡30分钟，重度污染采用2000mg/L的含氯消毒剂浸泡30分钟。

    5.2.2　消毒预处理后的器械物品用双层防渗漏收集袋封扎，包外标注"呼吸道病毒性传染病"标识。

    5.2.3　回收人员使用密闭回收车在指定地点（隔离区域以外）进行物品交接，将密闭包装好的器械物品放入密闭车后，更换外层手套并按医院感染防控指定路线返回消毒供应中心去污区。

    5.2.4　到达去污区，采用1000mg/L的含氯消毒剂对防渗漏收集袋表面进行喷洒消毒处理。

  5.3　器械物品清洗消毒

    5.3.1　耐湿热器械物品：首选机械热力清洗消毒。使用预处理机进行先消毒，再将器械物品摆放于专用清洗架，选择90℃，消毒时间5分钟，AO值≥3000的清洗消毒程序，观察清洗消毒器运行情况，记录运行参数。

5.3.2 耐湿不耐热器械物品：直接将器械物品放入1000mg/L的含氯消毒剂中浸泡30分钟以上，再选择手工清洗化学消毒。在处置专区进行手工清洗，步骤包括刷洗、洗涤、漂洗、1000mg/L的含氯消毒剂浸泡消毒、终末漂洗，采用医用干燥柜进行干燥处理。

5.3.3 不耐湿器械物品：选择手工擦洗化学消毒。在处置专区使用酶液擦洗，纯化水擦拭，75%乙醇消毒，采用医用干燥柜进行干燥处理。

5.4 环境与用物处理

5.4.1 处置专区地面、工作台面及其他物体表面采用1000g/L的含氯消毒剂擦拭消毒，作用30分钟后再用清水擦拭；不耐腐蚀的物体表面用75%乙醇擦拭消毒，每日工作结束后再进行终末消毒。

5.4.2 回收专用密闭容器或车采用1000mg/L的含氯消毒剂擦拭消毒，作用30分钟后再用清水擦拭或冲洗。

5.4.3 清洗池和清洗工具采用1000mg/L的含氯消毒剂浸泡或擦拭消毒，作用30分钟，用流动水冲洗或清水擦拭干净，耐湿热清洗工具可选用机械清洗热力消毒处理。

5.4.4 处置专区的医用清洗剂、消毒剂一用一更换，清洗工具及清洗消毒器一用一消毒。

5.4.5 回收和处置专区工作人员接触或处置污染物品操作完毕后严格遵循穿脱隔离衣要求脱掉防护装备。一次性隔离衣及一次性防护装备丢弃于双层黄色医疗废物袋，按感染性医用废物处理。

5.5 灭菌

5.5.1 耐湿、耐热的器械物品首选压力蒸汽灭菌。

5.5.2 不耐热的器械物品，可选择化学消毒后低温等离子体灭菌或环氧乙烷灭菌。

6. 流程

无。

7. 表单

无。

8. 相关文件

8.1 《中华人民共和国卫生行业标准》（中华人民共和国国家卫生和计划生育委员会，自2017年6月1日起实施）

8.2 《医疗机构消毒技术规范》（WS/T 367-2012）（卫生部，自2012年8月1日起实施）

（陈美芬　胡　英）

二、废物处置

（一）医疗废物暂存点管理制度

1. 目的

　　为了加强对医疗废物暂存点的管理，根据《医疗废物管理条例》，制订本制度。

2. 范围

　　适用于医疗废物暂存点。

3. 定义

　　无。

4. 职责

　　医疗废物工作人员做好个人防护，严格按分类收集医疗废物，做好记录，保持暂存点的清洁卫生。

5. 标准

　　5.1　医疗废物暂存点应当远离医疗区、食品加工区和人员活动区，并设置明显的医疗废物警示标识及"禁止吸烟""禁止饮食"的标识。

　　5.2　暂存点设专人管理，具备防渗漏、防鼠、防蚊蝇、防蟑螂、防盗及防止非工作人员接触等安全措施。

　　5.3　暂存点有洗眼器并每天清洁喷头，有洗手和手消毒设施、环境消毒设施、个人防护用品准备充足。

　　5.4　暂存点内医疗废弃物应分区域存放，可分为感染性废物、病理性废物、损伤性废物、药物性废物、化学性废物五类。

　　5.5　医疗废物管理人员和回收人员应做好个人防护，接触医疗废弃物后，要按照六步洗手法认真地洗净双手。

　　5.6　暂存点医疗废弃物每半日由处置公司清运一次，暂存时间最长不得超过48小时。

　　5.7　医疗废物执行登记制度，登记内容包括来源、种类、重量、数量、去向及相关经办人签名，相关资料保存至少3年。

　　5.8　工作人员在工作中要防止被锐器刺伤，一旦发生刺伤要立即采取应急处理措施并及时向公共卫生科报告。

　　5.9　发生医疗废物流失、泄漏、扩散时，应立即向总务处汇报，并采取相应措施。

　　5.10　医疗废物转交后，应当及时对暂存点进行清洁和消毒处理，运送车辆每日清洗消毒。

　　5.11　因工作人员原因造成医疗废物流失、泄漏、扩散及环境污染的，按医院奖惩制度进行处罚。

　　5.12　医疗废物智能回收车的使用应严格按照医慧智能回收车操作流程执行。

　　5.13　呼吸道病毒性疾病暴发期间，重点科室产出的高危感染物应单独存放，并做到当日与处置公司办理交接手续。

　　5.14　医疗废物暂存点管理人员应做好高危感染物的交接记录，确保密闭保存，转运后对场地进行清洁消毒处理。

6. 流程

无。

7. 表单

无。

8. 相关文件

《医疗废物管理条例》（2011修订）

（黄亦良　刘向阳）

（二）医疗废物回收处置管理制度

1. 目的

规范医院对医疗废物的管理，有效预防和控制医疗废物对人体健康和环境产生的危害，利于上级部门对医疗卫生机构医疗废物管理工作实施监督。

2. 范围

适用于全院的医疗废物回收处置工作。

3. 定义

无。

4. 职责

4.1　院感科负责对废物回收过程的操作是否规范进行检查、监督、指导。

4.2　总务处由专人负责回收、清点、登记、转交、记录工作。

4.3　护理部负责监督病区医疗废物的分类、存放、交接工作。

4.4　医疗废物处理公司做好运送人员的管理工作，对医院产生的医疗废物进行无害化处置。

5. 标准

5.1　依据相关行政主管部门的具体要求，医院委托政府指定的医疗废物处置公司对医院产生的医疗废物进行无害化处置。

5.2　医院建立医疗废物暂存点，由专人负责回收、清点、登记、转交，并做好记录工作。

5.3　运送人员每天从医疗废物产生地点将分类包装的医疗废物按照规定的时间和路线运送至内部指定的暂时储存地点。

5.4　运送人员在运送医疗废物时应使用周转箱盛装废物，防止包装物或者容器破损导致医疗废物流失、泄漏和扩散，放入周转箱内的感染性废物、病理性废物、损伤性废物不得再取出，禁止医疗废物直接接触人体。

5.5　在盛装医疗废物前，应对周转箱进行认真检查，确保周转箱无破损、渗漏和其他缺陷。盛装的医疗废物达到周转箱的3/4时，应予以封闭，以保证周转箱封口紧实、严密。

5.6　废物收集人员应做好必要的防护，穿工作服，戴口罩、帽子、手套等。

5.7　应对送到废物暂存点的废物进行登记，登记内容包括医疗废物的来源、重量或者数量、交接时间、最终去向及经办人签名等；登记资料至少保存3年。

5.8　在医疗废物转交出去后，应及时对暂时储存地点、设施进行清洁和消毒。

5.9　禁止任何人员转让、买卖医疗废物。

5.10　当医院发生医疗废物流失、泄漏、扩散和意外事故时，应根据医院《医疗废物意外事件应急预案》要求及时采取紧急处理措施；处理工作结束后，应对事故的起因进行调查，并采取有效的防范措施预防类似事件的发生。

5.11　呼吸道病毒性疾病暴发期间，应将发热门诊、感染科等重点科室产出的医疗废物都另外贴上专属的高危感染物标识，并做到医疗废物日产日清；在各大楼出入口放置专用的黄色医疗废物收集箱，用于收集口罩，严禁将使用后的口罩混入生活垃圾。

6．流程

无。

7．表单

7.1　《医疗废物回收登记表》（内科系统）

7.2　《医疗废物回收登记表》（外科楼）

7.3　《医疗废物回收登记表》（门急诊楼）

7.4　《医疗废物回收登记表》（暂存点）

7.5　《输液瓶回收登记表》（暂存点）

7.6　《输液瓶回收登记表》（内科系统）

7.7　《输液瓶回收登记表》（外科楼）

7.8　《病理性废物登记表》

8．相关文件

8.1　《医疗废物管理条例》（2011修订）

8.2　《丽水市医疗废物集中处置管理暂行办法》

（黄亦良　刘向阳）

三、物资分配和人员保障

（一）医院防护用品管理制度

1．目的

预防、控制和消除呼吸道病毒性传染病的发生与流行，切实做好防控及相应的保障措施，在保障医务人员合理防护需求的基础上，落实管理制度、细化管理措施，做好医用防护用品管理，优化使用，最大限度地合理有效使用医用防护用品。

2．范围

全院。

3．定义

列入管控范围的医用防护用品的物资：一次性医用口罩、医用外科口罩、防护口罩、一次性手术衣（隔离衣）、防护服、一次性靴套、防护面罩、防护目镜、一次性医用帽、检查手套、消毒湿巾、速干手消毒液、医用酒精。

4．职责

4.1　采购中心负责一次性医用口罩、医用外科口罩、防护口罩、一次性手术衣（隔离衣）、防护服、一次性靴套、防护面罩、防护目镜、一次性医用帽、检查手套的采购、验收、存储、发放等管理工作。

4.2 药学部负责消毒湿巾、速干手消毒液、医用酒精的采购、验收、存储、发放等管理工作。

4.3 感染科指导全院各岗位合理使用防护用品，做好相关培训、宣教工作，加强医务人员对不同种类防护用品的正确认识与合理使用的能力。

4.4 呼吸道病毒性传染病防控应急领导小组根据工作需要组织专家对防护用品使用场合和适用科室进行讨论。

5. 标准

5.1 防护用品的采购必须到有资质的生产单位或经营单位进行，产品应符合国家标准或行业标准。

5.2 捐赠的防护物资由专人管理，及时做好验收入库工作。

5.3 验收人员必须逐批查验产品包装、外观质量、标签、包装标识、购进产品的企业名称、产品名称、注册证号、型号规格、产品数量、生产批号、灭菌批号、产品有效期、产品的检验合格证、消毒或灭菌标志等内容。发现包装破损、外观明显污损、包装内容不符合规定、灭菌产品过期失效、证件不符等情况时，应拒绝验收入库，责成采购人员退回供货商。

5.4 防护用品需按库房管理要求分类存放于货架上，储存物资离地不小于20厘米，离墙不小于5厘米，离顶不小于50厘米，摆放应整齐有序。保证所储存物资的温度和湿度符合规定要求，发现温度或湿度不符合要求时，应及时采取调控措施。库房应保持干净整洁，做好防潮、防火、防鼠、防盗等工作。

5.5 防护用品要有专人管理及发放，避免随意拿取，禁止防护用品外流和私存。

5.6 全院职工在确保做好防护工作的基础上，尽可能节约使用防护用品。

5.7 各科室严格执行院部规定，定量、定品种领取防护用品，不得超量、超范围领取。

5.8 采购中心和药学部严格按呼吸道病毒性传染病防控应急领导小组的要求做好防护用品的发放工作。

5.9 各科室负责人是医用防护用品管理的第一责任人。

5.10 防控督导小组定期抽查上班人员及防护用品的领取、使用和库存情况，如发现库存数据与实际领取量不符，或有虚报、私存、外流现象，严肃追究直接当事人和科室负责人的责任，对不执行院部规定，未经院部批准擅自超范围发放和领取的直接责任人进行问责。

6. 流程

无。

7. 表单

无。

8. 相关文件

8.1 《医疗机构医用耗材管理办法（试行）》（国卫医发〔2019〕43号，2019年06月06日发布，自2019年9月1日实施）

8.2 《突发公共卫生事件应急条例》（中华人民共和国国务院令第588号，2011年1月8日公布并实施）

8.3 《中华人民共和国传染病防治法》（中华人民共和国主席令第5号，2013年6月29日颁布并实施）

（施建英　廖彩霞）

（二）个人防护用品使用管理制度

1. 目的

更加科学合理地做好呼吸道病毒性传染病防控工作，规范医院个人防护用品的使用，降低发生医院感染的风险。

2. 范围

全院员工。

3. 定义

个人防护用品：用于保护医务人员避免接触感染性因子的各种屏障用品，包括口罩、手套、护目镜、防护面罩、防水围裙、隔离衣、防护服等。

4. 职责

4.1 采购中心：负责个人防护用品的采购、供应。

4.2 院感科：制订管理制度。

4.3 院感科、医务处、护理部：负责监督制度的落实情况。

4.4 科室负责人：负责本科室制度的执行。

5. 标准

5.1 基本要求

5.1.1 各科室单位根据需要配备足量的个人防护用品（PPE），防护用品应符合国家相关标准，在有效期内使用。

5.1.2 相关工作人员根据岗位特点，严格按照区域流程，在不同的区域穿戴不同的防护用品，并按要求正确摘脱。

5.1.3 医务人员应按照标准预防原则做好防护工作。

5.2 医务人员实行分级防护的原则

5.2.1 一级防护用品：医用外科口罩、一次性工作帽、工作服、一次性乳胶手套或丁腈手套等。

5.2.2 二级防护用品：医用防护口罩、护目镜或防护面屏、一次性工作帽、穿防渗隔离衣或防护服、一次性乳胶手套或丁腈手套、鞋套等。

5.2.3 三级防护用品：正压头套或全面防护型呼吸防护器、穿防渗隔离衣或防护服、一次性乳胶手套或丁腈手套、鞋套等。

6. 流程

无。

7. 表单

《省医务工作人员防护用品选择（低风险区）》（附件）

8. 相关文件

无。

（曾春来　徐丽英）

附件：省医务工作人员防护用品选择（低风险区）

工作区域/操作	工作内容	防护等级	一次性外科口罩	医用防护口罩	护目镜/面屏	一次性工作帽	工作服	隔离衣	一次性防护服	一次性乳胶手套	一次性防护鞋套	一次性鞋套/工作鞋	速干手消毒剂	备注
发热门诊	对就诊的发热患者进行分导诊、分流、登记、保洁医疗废物处置	二级		●	☆	●	●	●		●	●	●	●	
	诊治、采样	二级		●	●	●	●	●		●	●	●	●	
	（专区诊室）对发热患者进行诊治、护理、采样等	二级		●	●	●	●		☆	●（双层）	●		●	流行病学史阳性或中高风险区域患者
	对疑似/确诊患者进行采样、检验	二级		●	●	●	●			●（双层）	●		●	有条件的医院，核酸采样可使用正压头套或全面防护器，吸防型呼吸防护，为三级防护
急诊抢救室	急诊患者的分诊	二级或一级	●	☆	☆	●	●	☆		☆		☆	●	根据暴露风险选择相应的防护用品
	对发热患者进行抢救	二级		●	●	●	●	●		●	●	●	●	
隔离病房/隔离单间	对疑似/确诊患者进行一般治疗、护理、保洁，医疗废物处置等	二级		●	●	●	●		●	●（双层）	●		●	
	处置呼吸道病毒性传染病疑似或确诊死亡患者尸体的医务人员	二级或三级		●	●	●	●	☆	●	●（双层）	●		●	有条件的医院可使用正压头套或全面防护型呼吸防护器，为三级防护

续表

工作区域/操作	工作内容	防护等级	一次性外科口罩	医用防护口罩	护目镜/面屏	一次性工作帽	工作服	隔离衣	一次性防护服	一次性乳胶手套	一次性防护鞋套	一次性鞋套/工作鞋	速干手消毒剂	备注
感染性疾病科病房	非定点医院非呼吸道传染病，医护人员日常查房时	一级	●			●	●	☆		☆			●	
	呼吸道病毒性传染病核酸病毒检测	二级或三级		●	●	●	●		●	●（双层）	●		●	有条件的医院可使用正压头套或全面型呼吸防护器，为三级防护
检验科	呼吸道病毒性传染病抗体检测	二级		●	●	●	●	●		●		●	●	
	发热门诊标本接收、呼吸道病毒性传染病肺炎病毒标本接收、收集、转运	二级		●	☆	●	●	●	☆	●		●	●	
筛查核酸采样（非发热人员）	核酸筛查鼻咽拭子	二级		●	●	●	●	●		●		●	●	
门诊预检分诊	进行分导诊、分流、登记	一级或二级	●	☆	☆	●	●	☆	☆	☆			●	
特殊门诊	呼吸门诊、儿科门诊、感染性疾病科门诊、肺功能室诊治等，诊治时患者不戴口罩的区域	一级或二级	●	☆	☆	●	●	☆		☆		☆	●	根据暴露风险选择相应的防护用品

续表

工作区域/操作	工作内容	防护等级	一次性外科口罩	医用防护口罩	护目镜/面屏	一次性工作帽	工作服	隔离衣	一次性防护服	一次性乳胶手套	一次性防护鞋套	一次性鞋套/工作鞋	速干手消毒剂	备注
诊疗操作	采集呼吸道标本，气管插管，无创通气，吸痰，口腔科，耳鼻咽喉科高风险操作等可能产生气溶胶的操作	一级或二级	●	☆	●	●	●	☆		●			●	发热患者，未排除的患者选医用防护口罩、隔离衣，为二级防护
	疑似/确诊患者采集呼吸道标本，气管插管，气管切开、无创通气、吸痰等可能产生气溶胶的操作	二级或三级		●	●	●	●		●	●（双层）	●		●	设单独区域，有条件的医院可使用正压头套或全面型防护器，为三级防护
手术、产房、介入操作、内镜操作	非疑似/确诊患者	一级		☆	☆	●	●	●		●			●	
	发热患者	二级		●	●	●	●	●		●		●	●	隔离衣穿在铅衣外
	疑似/确诊患者	二级或三级		●	●	●	●		●	●（双层）	●		●	有条件的医院可使用正压头套或全面型防护器，为三级防护
放射科及其他辅助检查科室	发热患者进行检查	二级		●	●	●	●	●		●		●	●	
	疑似/确诊患者进行检查	二级		●	●	●	●		●	●（双层）	●	●	●	设单独区域

续表

工作区域/操作	工作内容	防护等级	一次性外科口罩	医用防护口罩	护目镜/面屏	一次性工作帽	工作服	隔离衣	一次性防护服	一次性乳胶手套	一次性防护鞋套	一次性鞋套/工作鞋	速干手消毒剂	备注
消毒供应中心去污区	对有呼吸道病毒性传染病肺炎病毒污染物品与标识的器械与物品进行回收、清洗、消毒	二级		●	●	●	●	●		●（双层）		●	●	单独清洗、穿防水功能的隔离衣
医疗废物院内收集转运	医疗废物转运（疑似/确诊患者的医疗废物）	二级		●	●	●	●	●		●（+长袖加厚橡胶手套）		●	●	防水围裙或罩袍，必要时穿长筒靴
其他医疗区域	标准预防		●	☆	☆	☆	●	☆		☆			●	根据暴露风险选用

●应选择。
★根据暴露风险选择。

（三）护理人力资源人性化动态调配制度

1. 目的

   通过对护理人力资源的动态调配，满足呼吸道病毒性传染病疫情期间临床护理人力资源的临时要求。

2. 范围

   全院护理单元。

3. 定义

   无。

4. 职责

   4.1　护理部

     4.1.1　积极引导宣传、发动自愿报名，根据上级指令性任务及本院疫情防控需要，组织报名。

     4.1.2　组建呼吸道病毒性传染病疫情医疗救治护理人员库，确保紧急人力支援调配及时到位。

     4.1.3　组织全院护士进行呼吸道病毒性传染病防控知识业务和技能培训，并进行考试。

   4.2　护理单元。合理安排人力，积极配合人力支援调配。

   4.3　需求科室

     4.3.1　调配的人员须经本科室岗前培训，经护士长或带教老师评估合格后方可独立上班。

     4.3.2　排班新老搭配，按专科特点培训，做好记录工作。

   4.4　护理人员。严格落实医院呼吸道病毒性传染病防控外出管理要求，离开市区者及时汇报护士长备案。

5. 标准

   5.1　调配原则：统筹兼顾、动态调整、效率优先、保证安全。

   5.2　护理部根据各病区工作任务、护理人力资源现况评估，全院合理调配。

     5.2.1　护理部统一调配一定数量的备用护士随时待命，首先考虑从感染科、呼吸科、危重症科等重点科室调配。

     5.2.2　护士要求：业务能力好、思想素质高、身体健壮、个人自愿、家庭支持等，院外支援首先考虑工作年限5年以上者。

     5.2.3　根据各护理单元患者数、工作量、护士配置数、护士综合素质进行轮流动态调配。

     5.2.4　春节期间，首先考虑从科室合并的护理单元或因疫情原因延迟开科的科室调配。

   5.3　护理部通知支援护士所在的科室护士长，由护士长通知护士。

   5.4　支援护士在调配科室的工作由需求科室的护士长统筹安排。

   5.5　支援期结束，支援护士回到原科室工作。

   5.6　支援护士在支援期间的人事关系不变动，院内支援者原科室排班填写"帮忙"，院外支援者原科室排班按实际支援地填写或者填写"借用"。

5.7　院内支援者、支援护士的职工岗位变动表由需求科室护士长填写。

5.8　支援护士奖金发放按医院相关标准执行。

6. 流程

无。

7. 表单

《职工岗位变动申请表》(附件)

8. 相关文件

8.1　《紧急护理人力资源调配制度》(现代医院内部管理制度)

8.2　《护理人力资源动态调配制度》(现代医院内部管理制度)

（陈美芬　叶　津）

附件：职工岗位变动申请表

职工岗位变动申请表

填表人：	填表科室：		填表时间：		上报方式：						
核对人：	核对时间：										

注意事项：

1. "*"的为必填项，其余为非必填项。
2. "变动类型"如为"晋升"的，必须填写"职称"一栏，"原岗位"和"新岗位"因为必填设置，所以都填写现所在科室，"变动时间"需填写晋升生效时间。
3. "变动类型"如为"解聘""退休"的，"新岗位"可填"无"，"结束时间"即为离职/退休时间。
4. 护理系统填报事项请参考护理部下发的"护士轮转调配月报表填报路径更改通知"，职称一栏必填，限选护士、护师、主管护师、副主任护师、主任护师。

*姓名	*工资号	*原岗位	行政职务	职称	*新岗位	*变动类型	变动时间	结束时间	参加工作时间	党员	是否拿科室奖	调整岗位协议书	是否开通HIS、电子病历及移动护理权限	备注

第三章

医院呼吸道病毒性传染病防控相关工作流程

一、医用外科口罩穿脱流程

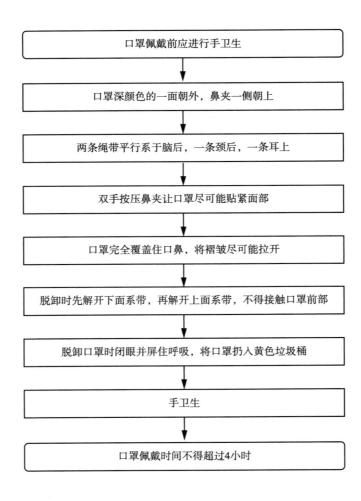

口罩佩戴前应进行手卫生

↓

口罩深颜色的一面朝外，鼻夹一侧朝上

↓

两条绳带平行系于脑后，一条颈后，一条耳上

↓

双手按压鼻夹让口罩尽可能贴紧面部

↓

口罩完全覆盖住口鼻，将褶皱尽可能拉开

↓

脱卸时先解开下面系带，再解开上面系带，不得接触口罩前部

↓

脱卸口罩时闭眼并屏住呼吸，将口罩扔入黄色垃圾桶

↓

手卫生

↓

口罩佩戴时间不得超过4小时

二、医用防护口罩的佩戴与脱卸流程

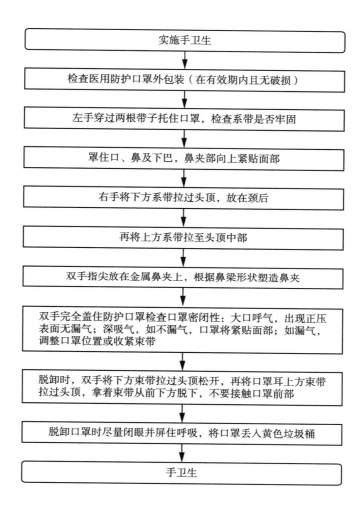

三、隔离衣脱卸流程

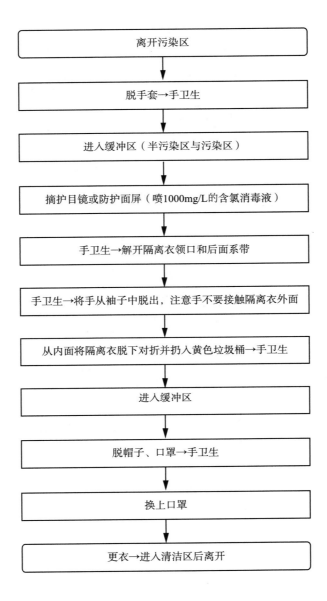

离开污染区

↓

脱手套→手卫生

↓

进入缓冲区（半污染区与污染区）

↓

摘护目镜或防护面屏（喷1000mg/L的含氯消毒液）

↓

手卫生→解开隔离衣领口和后面系带

↓

手卫生→将手从袖子中脱出，注意手不要接触隔离衣外面

↓

从内面将隔离衣脱下对折并扔入黄色垃圾桶→手卫生

↓

进入缓冲区

↓

脱帽子、口罩→手卫生

↓

换上口罩

↓

更衣→进入清洁区后离开

四、脱防护服流程

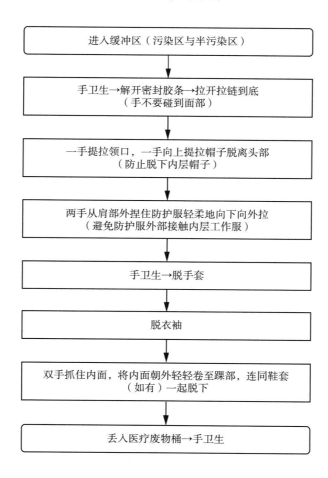

五、护目镜或防护面罩脱卸流程

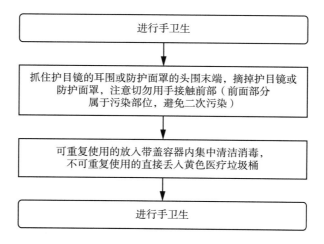

六、发热门诊工作人员工作防护流程

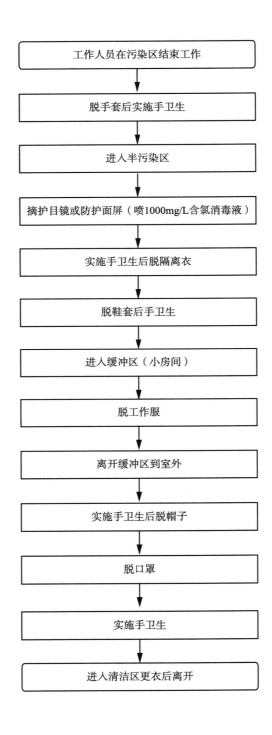

七、隔离病房工作人员工作防护流程1

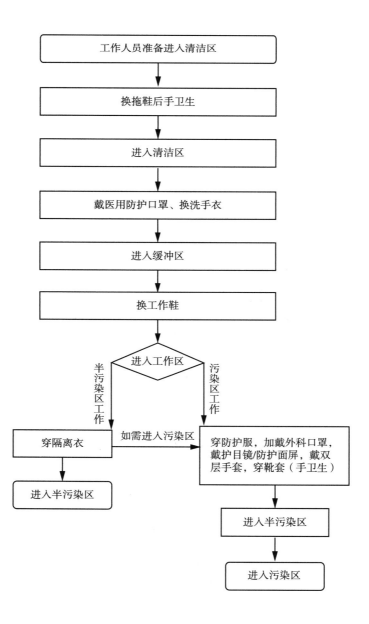

八、隔离病房工作人员工作防护流程 2

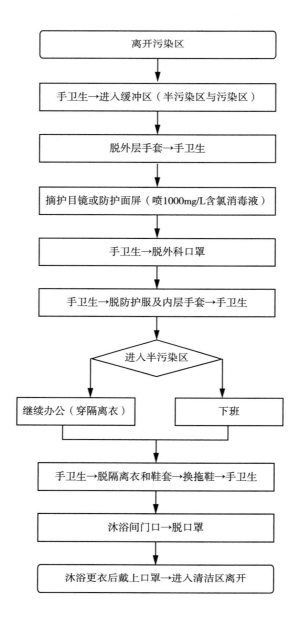

离开污染区

手卫生→进入缓冲区（半污染区与污染区）

脱外层手套→手卫生

摘护目镜或防护面屏（喷1000mg/L含氯消毒液）

手卫生→脱外科口罩

手卫生→脱防护服及内层手套→手卫生

进入半污染区

继续办公（穿隔离衣）

下班

手卫生→脱隔离衣和鞋套→换拖鞋→手卫生

沐浴间门口→脱口罩

沐浴更衣后戴上口罩→进入清洁区离开

九、病毒IgM阳性患者处置流程

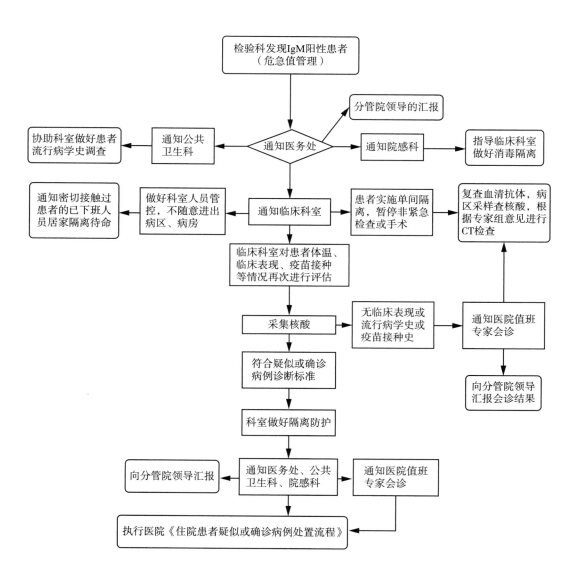

十、确诊患者的转运防护流程

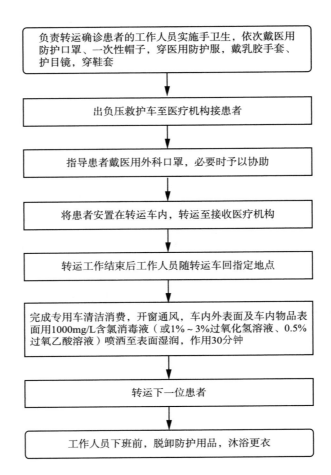

负责转运确诊患者的工作人员实施手卫生，依次戴医用防护口罩、一次性帽子，穿医用防护服，戴乳胶手套、护目镜，穿鞋套

出负压救护车至医疗机构接患者

指导患者戴医用外科口罩，必要时予以协助

将患者安置在转运车内，转运至接收医疗机构

转运工作结束后工作人员随转运车回指定地点

完成专用车清洁消费，开窗通风，车内外表面及车内物品表面用1000mg/L含氯消毒液（或1%～3%过氧化氢溶液、0.5%过氧乙酸溶液）喷洒至表面湿润，作用30分钟

转运下一位患者

工作人员下班前，脱卸防护用品，沐浴更衣

十一、空气消毒流程

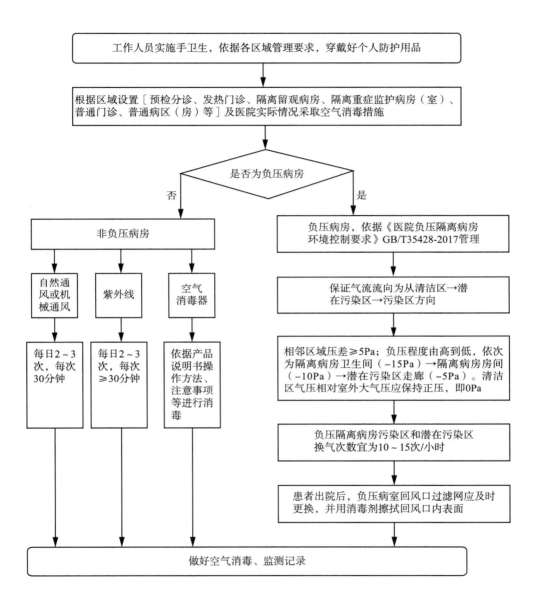

十二、职业暴露处置流程

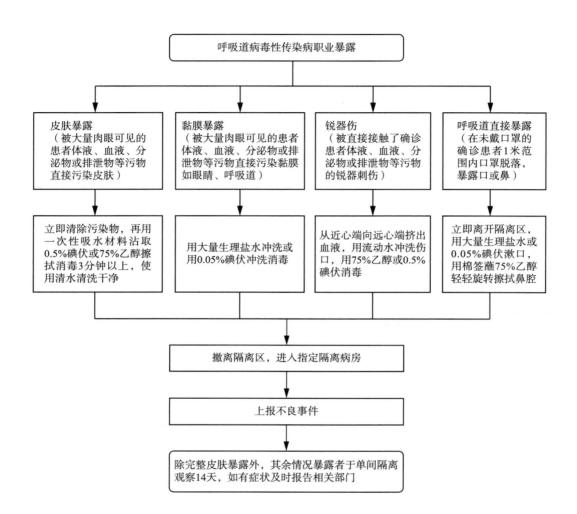

十三、住院患者疑似聚集病例处置流程

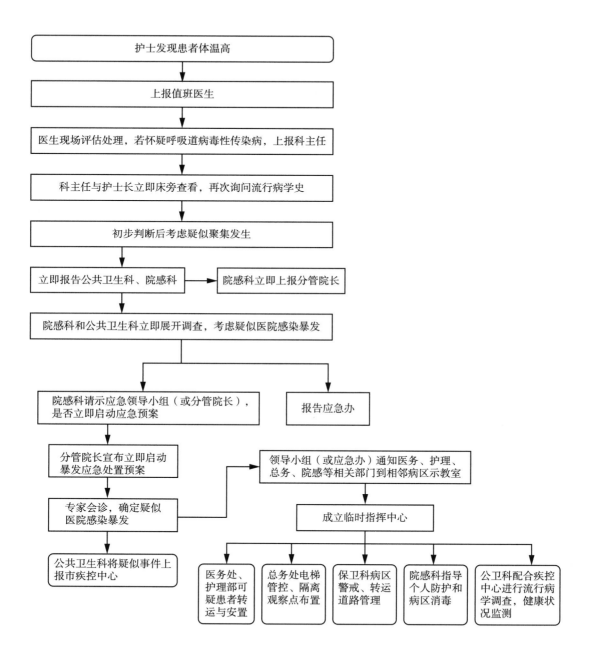

十四、发热门诊、隔离病房、集中救治点医用织物处置流程

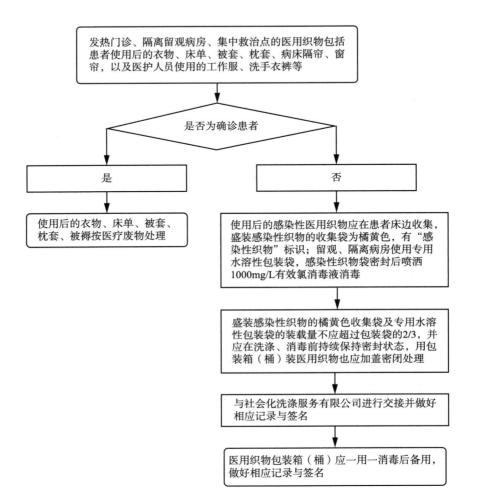

十五、确诊患者转出或出院后床单位终末处置流程

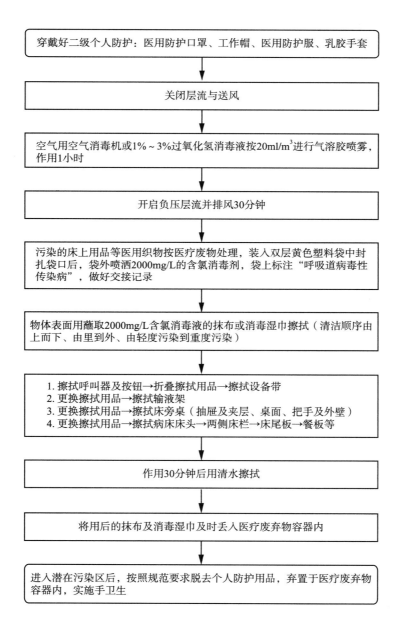

穿戴好二级个人防护：医用防护口罩、工作帽、医用防护服、乳胶手套

↓

关闭层流与送风

↓

空气用空气消毒机或1%～3%过氧化氢消毒液按20ml/m³进行气溶胶喷雾，作用1小时

↓

开启负压层流并排风30分钟

↓

污染的床上用品等医用织物按医疗废物处理，装入双层黄色塑料袋中封扎袋口后，袋外喷洒2000mg/L的含氯消毒剂，袋上标注"呼吸道病毒性传染病"，做好交接记录

↓

物体表面用蘸取2000mg/L含氯消毒液的抹布或消毒湿巾擦拭（清洁顺序由上而下、由里到外、由轻度污染到重度污染）

↓

1.擦拭呼叫器及按钮→折叠擦拭用品→擦拭设备带
2.更换擦拭用品→擦拭输液架
3.更换擦拭用品→擦拭床旁桌（抽屉及夹层、桌面、把手及外壁）
4.更换擦拭用品→擦拭病床床头→两侧床栏→床尾板→餐板等

↓

作用30分钟后用清水擦拭

↓

将用后的抹布及消毒湿巾及时丢入医疗废弃物容器内

↓

进入潜在污染区后，按照规范要求脱去个人防护用品，弃置于医疗废弃物容器内，实施手卫生

十六、隔离留观病房终末消毒流程

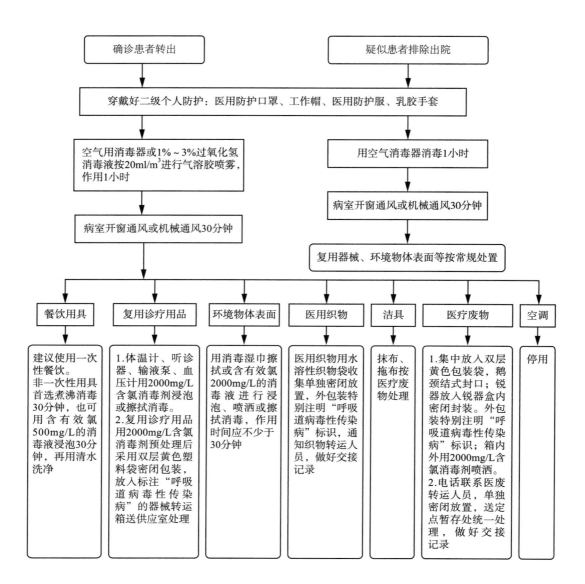

十七、负压手术间终末处理流程

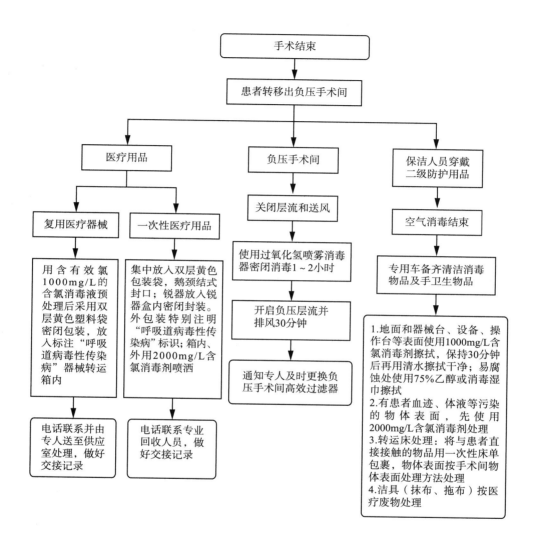

十八、专用电梯清洁消毒流程

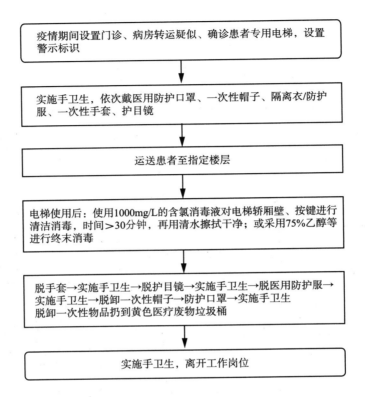

疫情期间设置门诊、病房转运疑似、确诊患者专用电梯，设置警示标识

实施手卫生，依次戴医用防护口罩、一次性帽子、隔离衣/防护服、一次性手套、护目镜

运送患者至指定楼层

电梯使用后：使用1000mg/L的含氯消毒液对电梯轿厢壁、按键进行清洁消毒，时间＞30分钟，再用清水擦拭干净；或采用75%乙醇等进行终末消毒

脱手套→实施手卫生→脱护目镜→实施手卫生→脱医用防护服→实施手卫生→脱卸一次性帽子→防护口罩→实施手卫生
脱卸一次性物品扔到黄色医疗废物垃圾桶

实施手卫生，离开工作岗位

十九、门诊分诊院感防控流程

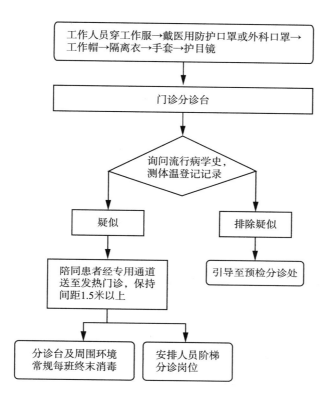

备注：1.严格执行手卫生。
2.用1000mg/L含氯消毒剂或消毒湿巾对分诊台进行消毒。
3.工作结束后，常规对分诊台及周围环境进行终末清洁消毒。
4.陪同人员注意自身安全，患者中途拒绝到发热门诊，及时报告。
5.登记详细内容，如身份证、联系电话等。

二十、门诊诊室院感防控流程

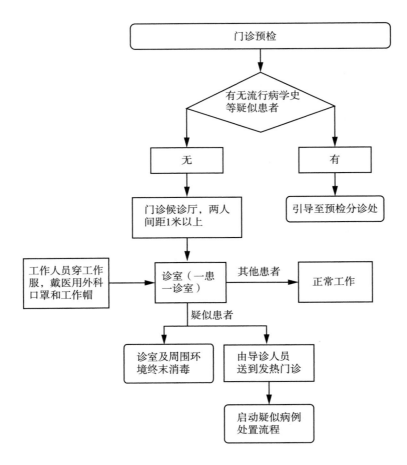

备注：1.严格执行"一人一医一诊室"。
　　　2.严格遵循手卫生。
　　　3.听诊器及诊室其他诊疗器械使用后用75%乙醇或1000mg/L有效氯消毒剂或消毒湿巾擦拭。
　　　4.工作结束后，常规对诊室及周围环境进行终末清洁消毒。

二十一、发热患者就诊流程

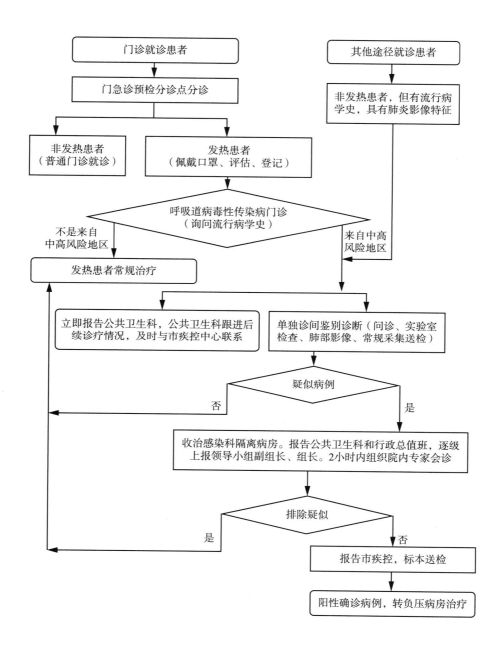

二十二、急诊抢救室院感防控流程

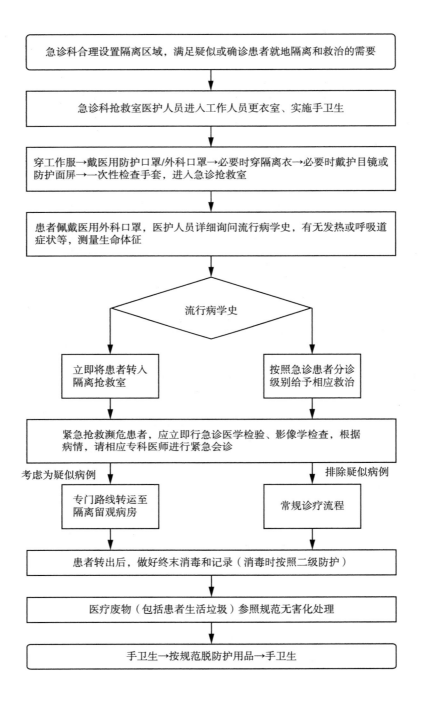

二十三、口腔、五官科门诊诊疗操作院感防控流程

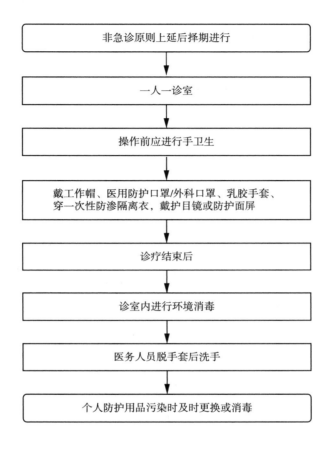

二十四、孕妇（产房）待产及分娩防控流程

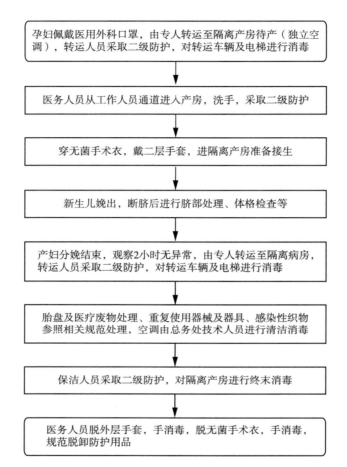

孕妇佩戴医用外科口罩，由专人转运至隔离产房待产（独立空调），转运人员采取二级防护，对转运车辆及电梯进行消毒

医务人员从工作人员通道进入产房，洗手，采取二级防护

穿无菌手术衣，戴二层手套，进隔离产房准备接生

新生儿娩出，断脐后进行脐部处理、体格检查等

产妇分娩结束，观察2小时无异常，由专人转运至隔离病房，转运人员采取二级防护，对转运车辆及电梯进行消毒

胎盘及医疗废物处理、重复使用器械及器具、感染性织物参照相关规范处理，空调由总务处技术人员进行清洁消毒

保洁人员采取二级防护，对隔离产房进行终末消毒

医务人员脱外层手套，手消毒，脱无菌手术衣，手消毒，规范脱卸防护用品

二十五、内镜中心（喉镜、消化内镜、支气管镜）院感防控流程

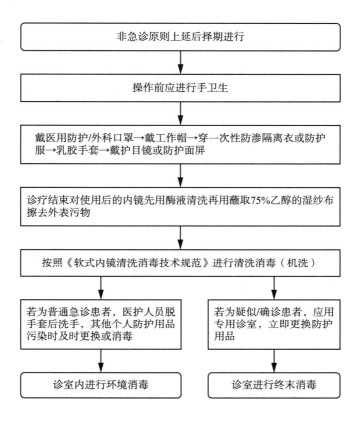

二十六、普通病区医护人员接诊院感防控流程

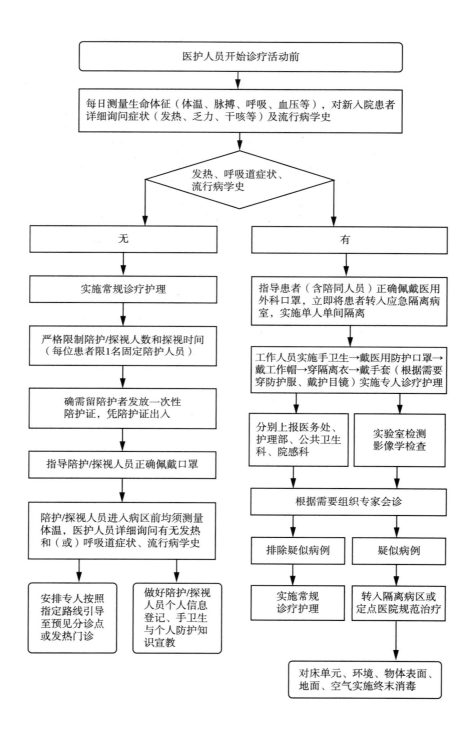

二十七、医学影像（数字化X线摄影、CT）检查院感防控流程

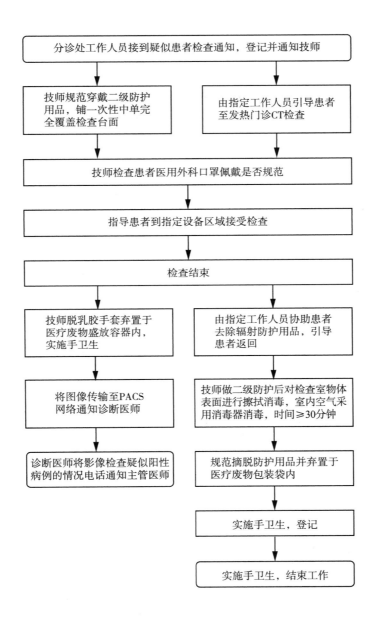

二十八、疑似或确诊患者手术院感防控流程

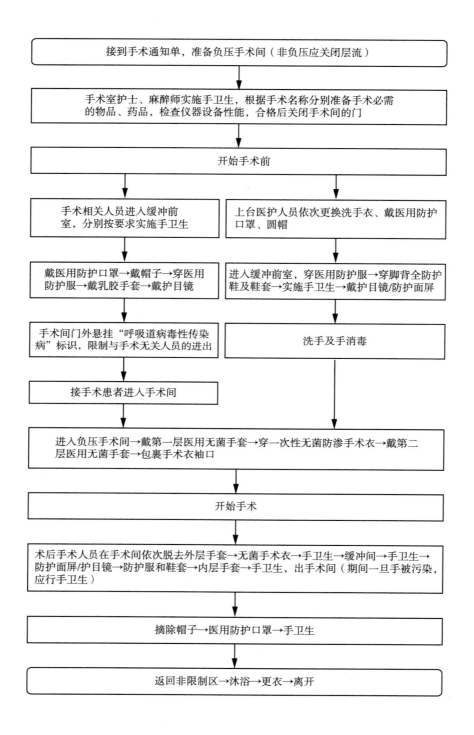

二十九、疑似或确诊患者复用诊疗器械预处理流程

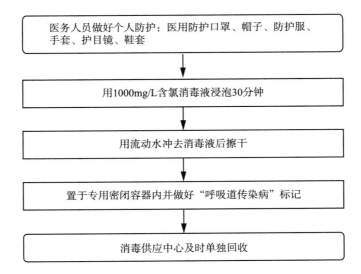

医务人员做好个人防护：医用防护口罩、帽子、防护服、手套、护目镜、鞋套

用1000mg/L含氯消毒液浸泡30分钟

用流动水冲去消毒液后擦干

置于专用密闭容器内并做好"呼吸道传染病"标记

消毒供应中心及时单独回收

三十、转运病例专用推车、盛放容器清洗消毒流程

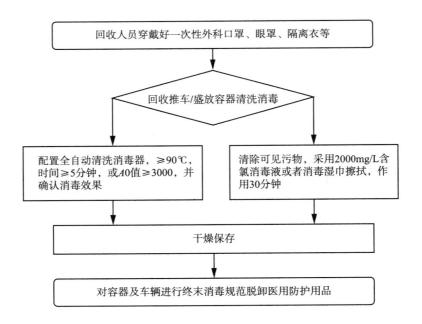

回收人员穿戴好一次性外科口罩、眼罩、隔离衣等

回收推车/盛放容器清洗消毒

配置全自动清洗消毒器，≥90℃，时间≥5分钟，或A0值≥3000，并确认消毒效果

清除可见污物，采用2000mg/L含氯消毒液或者消毒湿巾擦拭，作用30分钟

干燥保存

对容器及车辆进行终末消毒规范脱卸医用防护用品

三十一、确诊患者污染物处置流程

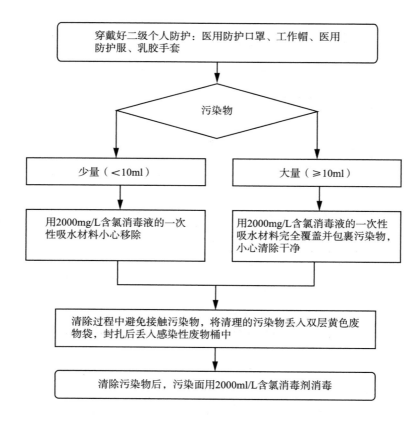

穿戴好二级个人防护：医用防护口罩、工作帽、医用防护服、乳胶手套

污染物

少量（＜10ml）

大量（≥10ml）

用2000mg/L含氯消毒液的一次性吸水材料小心移除

用2000mg/L含氯消毒液的一次性吸水材料完全覆盖并包裹污染物，小心清除干净

清除过程中避免接触污染物，将清理的污染物丢入双层黄色废物袋，封扎后丢入感染性废物桶中

清除污染物后，污染面用2000ml/L含氯消毒剂消毒

三十二、医疗废物规范化处置流程

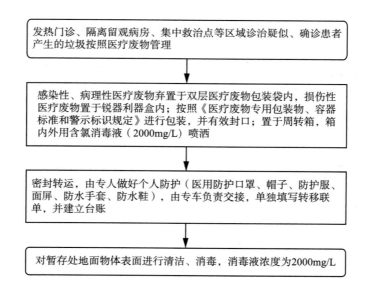

发热门诊、隔离留观病房、集中救治点等区域诊治疑似、确诊患者产生的垃圾按照医疗废物管理

感染性、病理性医疗废物弃置于双层医疗废物包装袋内，损伤性医疗废物置于锐器利器盒内；按照《医疗废物专用包装物、容器标准和警示标识规定》进行包装，并有效封口；置于周转箱，箱内外用含氯消毒液（2000mg/L）喷洒

密封转运，由专人做好个人防护（医用防护口罩、帽子、防护服、面屏、防水手套、防水鞋），由专车负责交接，单独填写转移联单，并建立台账

对暂存处地面物体表面进行清洁、消毒，消毒液浓度为2000mg/L

三十三、"黄码""红码"人员院内处置流程

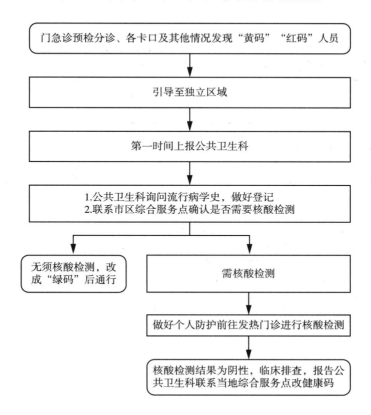

三十四、集中隔离点医疗就诊流程

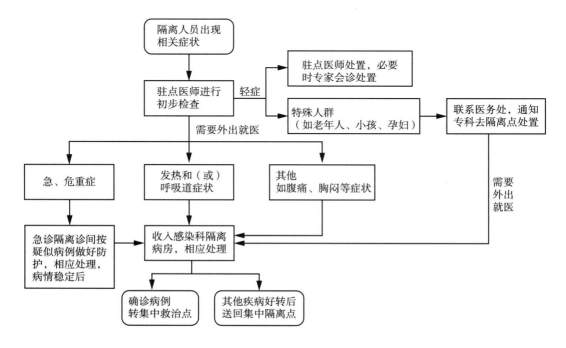

三十五、市集中救治点标本送检流程

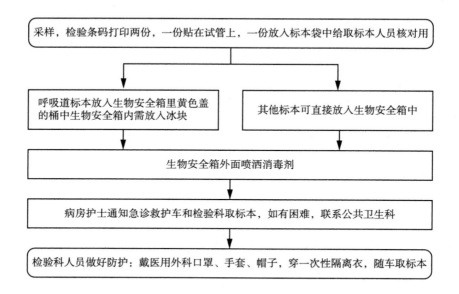

采样，检验条码打印两份，一份贴在试管上，一份放入标本袋中给取标本人员核对用

呼吸道标本放入生物安全箱里黄色盖的桶中生物安全箱内需放入冰块

其他标本可直接放入生物安全箱中

生物安全箱外面喷洒消毒剂

病房护士通知急诊救护车和检验科取标本，如有困难，联系公共卫生科

检验科人员做好防护：戴医用外科口罩、手套、帽子，穿一次性隔离衣，随车取标本

第四章

医院呼吸道病毒性传染病防控应急预案

一、核酸10∶1混合采样阳性病例应急预案

1. 目的

为进一步加强医院工作人员健康监测，医院严格按照呼吸道病毒性传染病实验室生物安全指南，规范开展核酸检测工作。为应对核酸10∶1混合采样阳性，特制订本应急预案。

2. 范围

全院。

3. 定义

核酸10∶1混合采样阳性病例应急预案是指检验科在呼吸道病毒性传染病核酸10∶1混合采样检测结果中发现阳性病例而采取的应对措施。

4. 职责

4.1 检验科：负责呼吸道病毒性传染病核酸检测和阳性病例院内报告。

4.2 医务处：负责报告院领导和各职能科室。

4.3 护理部：负责采样点和人员通知。

4.4 公共卫生科：协助护理部通知相关人员、信息上报，并初步开展流行病学调查工作。

4.5 院感科：负责医院工作人员个人防护培训。

4.6 发热门诊：负责医院工作人员核酸标本采集和送检。

5. 标准

5.1 医院严格按照呼吸道病毒性传染病实验室生物安全指南，规范开展呼吸道病毒性传染病核酸检测工作，若发现核酸检测阳性病例，第一时间按危急值报告医务处。

5.2 医务处收到报告后第一时间上报分管院长，以及护理部、公共卫生科、院感科、感染科等职能科室。

5.3 护理部收到报告后立即落实采样点和采样人员，公共卫生科协助护理部以最快速度通知阳性采集管的所有受检者，并开展初步流行病学调查工作。

5.4 阳性采集管的所有受检者做好个人防护措施，第一时间返回医院发热门诊，重新采集呼吸道病毒性传染病核酸标本后转至感染科隔离病房单间隔离，等待检测结果，结果未出前不得离开。

6. 流程

6.1 呼吸道病毒性传染病核酸10∶1混合采样阳性病例应急处置流程（附件）

7.　表单

　　无。

8.　相关文件

　　《关于加强医疗机构医务人员及环境健康监测的通知》（浙卫办发函〔2020〕11号）

　　　　　　　　　　　　　　　　　　　（曾春来　骆松梅　李　莉）

附件：呼吸道病毒性传染病核酸10：1混合采样阳性病例应急处置流程

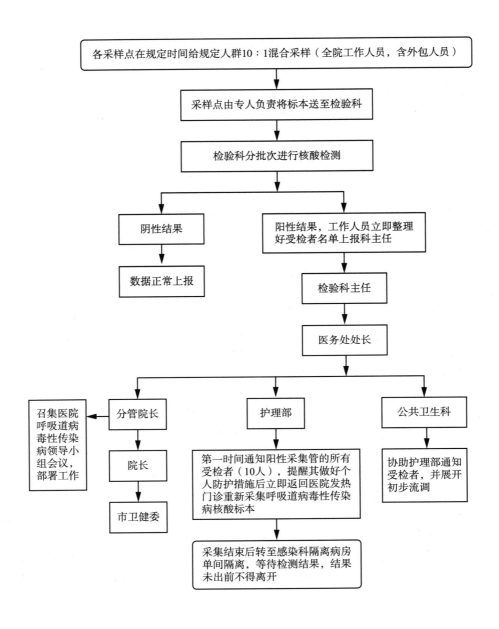

二、疑似病例急诊就诊应急预案

1. 目的

为了保障呼吸道病毒性传染病疑似患者急诊就诊时，急诊医学科医疗秩序正常运行和医疗安全，将呼吸道病毒性传染病疑似患者就诊对科室造成的影响降至最低，根据急诊医学科实际情况特制订本应急预案。

2. 范围

适用于急诊医学科。

3. 定义

疑似病例急诊就诊应急预案是指因呼吸道病毒性传染病疑似患者急诊就诊而采取的应对措施。

4. 职责

无。

5. 标准

5.1　隔离抢救间。位置：一楼急诊大厅通往CT室的过道上，门口挂有"急诊隔离间"的标识。

5.2　隔离抢救间。设备：监护仪一台，转运床一张，氧气筒一罐，电动吸引器一台，呼吸皮囊一只，呼吸机一台。

5.3　人员职责分工明确。

　　5.3.1　接诊医生（三级防护）：直接和院前医生护送患者至隔离抢救室。和院前医生交接班。评估病情，手工下医嘱、检验检查单。联系上级医生，进行抢救指导。告知通讯护士，要求相关科室会诊。护送患者外出检查。护送患者去手术室。正确脱防护用品。补充电子病历、电子医嘱、检验检查单。

　　5.3.2　责任护士（三级防护）：院前医师接到高度疑似患者后，提前告知抢救室，做好准备；接到疑似患者后，由院前医师及首诊医师直接送至隔离抢救室，不经过分诊。安置患者体位，做好流行病学调查，评估病情，遵医嘱处理，采血，建立通路，书写护理记录。送血标本：将血标本用封口袋装好放后置于送检箱，箱子外表用1000mg/L的含氯消毒剂喷洒，联络通讯护士送检。如需外出检查或手术，提前告知通讯护士，联系保卫科，拉警戒线，走专用通道，同时提前告知检查科室或手术室。转科及手术需填写转科/手术交接单。患者转科后，做好环境卫生消毒及用物终末处置。正确脱防护用品。

　　5.3.3　通讯护士（一级防护）：配合责任护士完成物品运送。如需向外联络，均由通讯护士电话联系相应科室，告知病情，做好防护。必要时配合完成患者转运及用物处理。监督进出隔离抢救室的医务人员正确穿脱防护服。

5.4　科主任、护士长负责现场指挥工作，夜班时由急诊值班主任进行分工指挥。

5.5　上报急诊值班主任，汇报科主任、护士长；科主任及护士长上报分管副院长、公共卫生科、医院党政综合办、护理部；夜间上报行政总值班、医疗总值班、护理总值班等。

5.6　注意事项

　　5.6.1　禁止污染区及缓冲区双门同时打开。

　　5.6.2　有患者时，隔离抢救室门窗应紧闭，同时空气消毒仪持续作业。无患者时，要求门窗开放通风，空气消毒仪定时作业。

6．流程

　　6.1　急诊医学科呼吸道病毒性传染病疑似患者就诊流程（附件）

7．表单

　　无。

8．相关文件

　　无。

（涂韶松　潘群婕）

附件：急诊医学科呼吸道病毒性传染病疑似患者就诊流程

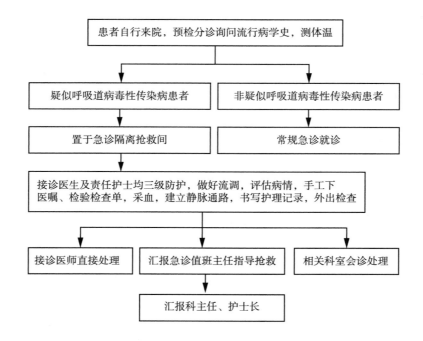

三、疑似或确诊患者急诊手术预案

1．目的

　　为应对疑似或确诊呼吸道病毒性传染病患者需要急诊手术，特制订本预案。

2．范围

　　全院。

3．定义

　　无。

4．职责

4.1　医师：严格执行各项制度与流程，规范开展医疗救治。

4.2　呼吸道病毒性传染病感染肺炎医疗救治（专家）小组：负责呼吸道病毒性传染病感染肺炎的临床诊断与鉴别诊断、救治、危重症抢救等。

4.3　医务处：承担总协调职责，流程制订、人员抽调、培训考核、患者转运等。

4.4　护理部：承担护理人员协调等。

4.5　门诊部办公室：负责发热门诊预检分诊、护士管理及日常物资储备工作。

4.6　院感科：负责发热门诊医护人员防护培训、指导和监督。

4.7　公共卫生科：负责将发热门诊诊疗数据、疑似病例逐级上报。

4.8　总务处：负责发热门诊医疗废物处置和消毒等工作。

5．标准

5.1　总体要求

5.1.1　外科各科室做好手术患者呼吸道病毒性传染病感染的筛查，必须详细询问流行病学史，测量体温，必要时行肺部CT检查、核酸检测、抗体检查。根据呼吸道病毒性传染病感染诊断标准进行筛查。

5.1.2　呼吸道病毒性传染病流行期间，外科各科室必须充分做好术前检查、术前准备、术前讨论，严格掌握手术指征，合理安排手术。

5.1.3　发现疑似或确诊呼吸道病毒性传染病感染患者时，如其病情稳定，必须取消手术，同时立即上报医务处、公共卫生科，转隔离病房或定点医院。

5.1.4　如疑似或确诊呼吸道病毒性传染病感染患者病情危重需紧急手术，立即上报医务处、公共卫生科，组织相关部门如医务处、院感科、麻醉科、手术室等进行简短的术前讨论，同时各部门做好相应准备。

5.2　接收患者流程及麻醉前评估

5.2.1　接到疑似或确诊呼吸道病毒性传染病感染患者需要急诊手术的通知后，手术室值班人员按照手术类型将相应麻醉、手术所需药品、耗材及器械准备齐全后，按照三级防护措施进行如下穿戴。

5.2.1.1　内穿洗手衣（开扣式），佩戴N95口罩、一次性工作帽、医用护目镜（或防护面屏）。

5.2.1.2　外套C级防护服（连体防护衣）、一次性乳胶手套、一次性抵膝鞋套。

5.2.1.3　穿戴顺序：洗手（手消毒）→先戴医用防护口罩→戴帽子→穿防护服→穿鞋套→戴护目镜/防护面屏→戴手套→穿无菌手术衣→戴无菌手套。

5.2.2　在手术室入口（污物电梯的一侧）接收患者后，用一次性大单覆盖患者并转运至负压手术间。

5.2.3　参与手术和麻醉的人员（2麻3护）要有明确分工，避免混乱。

5.2.3.1　麻醉医师1与巡回护士1协同转运患者至负压手术间，连接监护并建立静脉通道。

5.2.3.2　麻醉医师2在手术室入口与患者家属沟通并签署麻醉知情同意书。

5.2.3.3   麻醉医师1按照常规标准对患者进行麻醉前评估。

5.2.3.4   洗手护士协助将患者转移至手术床，在C级防护服外穿戴手术衣，并与巡回护士1清点手术器械。

5.2.3.5   巡回护士2按照步骤5.2.1.1穿戴后在负压手术间外（缓冲间内），主要负责内外物品的传递。

5.2.3.6   手术医师参照步骤5.2.1.1的穿戴顺序做好防护后进入手术间。

5.3   麻醉实施

5.3.1   麻醉方式的选择：对于疑似或确诊呼吸道病毒性传染病感染患者，手术一律采用全身麻醉或监护麻醉方式。

5.3.2   全身麻醉除了按常规实施外，需特殊考虑如下事项。

5.3.2.1   气管插管采用UE可视喉镜，UE可视喉镜可用一次性透明保护套保护喉镜显示器和镜柄部分。

5.3.2.2   所有麻醉设备、用具、药品等一人一用。接触患者呼吸道的麻醉用具如可视喉镜片、螺纹管、人工鼻、吸引器管、吸痰管等用后即弃；可视喉镜使用时采用一次性透明保护套保护，使用后用酒精纱布反复擦拭（使用后的可视喉镜消毒后可放负压手术间继续使用，不得拿回准备间）。呼吸皮囊使用后用酒精纱布反复擦拭，用双层黄色医疗废物垃圾袋包装后送至供应室消毒。

5.3.2.3   诱导前：给氧使用2块湿纱布将患者口鼻盖上，然后以面罩进行给氧。

5.3.2.4   麻醉诱导：快诱导麻醉插管，必须等自主呼吸完全消失、肌肉充分松弛，以防止呛咳，阿片类药物可最后静脉注射。

5.3.3   手术结束后应在手术间等待患者苏醒，经评估符合出室标准后方可离室，离室时患者采用一次性手术大单铺盖。要求麻醉医师1提前离开手术间更换防护服，与巡回护士2共同将患者送返指定收治区域，并做好交接工作。

5.3.4   术后患者经污物电梯转运。

5.4   术后处理

5.4.1   医护人员手术间脱掉防护用品顺序：摘无菌手套、消毒双手→脱无菌手术衣→摘护目镜/防护面屏→脱防护服/鞋套→洗手和（或）手消毒→处置室（护目镜/护面屏、呼吸皮囊巡回护士2使用酒精纱布擦拭后送供应室消毒）。

5.4.2   所有医用垃圾严格按照要求丢弃入双层黄色医疗废物垃圾袋或垃圾桶，并做好"呼吸道病毒性传染病感染"特殊标识，严禁丢弃于生活垃圾袋内。

5.4.3   手术间在疑似或确诊呼吸道病毒性传染病感染患者手术后必须进行终末消毒，包括麻醉机使用后应拆卸送至供应室消毒、手术间应进行终末消毒（麻醉医师2负责拆卸麻醉机，然后交巡回护士2送供应室消毒），由感控小组检查及记录消毒情况，以便回溯。

5.4.4   器械处理：术后器械放置在双层黄色医疗废物垃圾袋封存，外贴"SARS-CoV-2"标识，单独放置，电话通知供应室及时收取，进行后续消毒处理。

5.4.5 布类处理：用双层黄色医疗废物垃圾袋封存，外贴"SARS-CoV-2"标识，单独放置，外面喷洒含氯消毒剂，由指定人员定时回收处理。

5.4.6 手术间周围环境：疑似或确诊呼吸道病毒性传染病感染患者在手术前需封闭缓冲间，手术间负压值低于-5Pa以下方可实施手术。

5.4.7 术后手术间处理

5.4.7.1 物体表面消毒：地面使用1000mg/L含氯消毒剂，保持30分钟后用清水拖地；器械台、设备、操作台、转运床等表面，使用1000mg/L含氯消毒剂，保持10～30分钟后再用清水擦拭；有患者血迹、体液等污染的物体表面，直接使用1000mg/L含氯消毒剂处理。

5.4.7.2 负压手术间在开展疑似或确诊呼吸道病毒性传染病感染患者术后，应通知层流工程技术人员，及时更换负压手术间高效过滤器。

5.4.7.3 负压手术间消毒处理完毕后，联系院感科进行物体表面和空气采样检测，结果合格后方能再次投入使用。

5.5 医护人员接触疑似或确诊呼吸道病毒性传染病感染患者后的追踪和管理

5.5.1 参与疑似或确诊呼吸道病毒性传染病感染患者手术的医护人员，在做好个人防护的前提下，术后不需隔离。

5.5.2 如疑似患者排除呼吸道病毒性传染病感染，则解除医学观察隔离；如确诊患者为呼吸道病毒性传染病感染，则继续隔离进行医学观察至14天。

5.5.3 参与确诊呼吸道病毒性传染病感染手术的医务人员术后隔离，进行医学观察14天。

5.5.4 所有隔离人员观察期间若出现异常，及时就医治疗。

5.5.5 院感科安排专人全程指导、监督医护人员防护及手术室隔离消毒。

5.6 注意事项

5.6.1 在呼吸道病毒性传染病感染流行期间，择期手术须进行2次筛查（病房和手术室各一次），发现疑似或确诊病例时应取消手术，同时立即上报医务处、公共卫生科，转至隔离病房或定点医院。

5.6.2 尽量减少手术间内物品，精减参加手术人员。

5.6.3 药品和一次性物品单向流动，只进不出；非一次性使用的设备和物品必须依据相关规范进行使用后处理。

5.6.4 疑似或确诊呼吸道病毒性传染病感染患者急诊手术时，手术室应建立三级防护机制，手术医生与洗手护士实施三级防护；麻醉医生可采用二级防护，加戴面屏，防止气管插管时感染；巡回护士可采用二级防护，杜绝参观人员进入该手术间。

6. 流程

6.1 手术室急诊手术患者呼吸道病毒性传染病防控期间处置流程（附件一）

6.2 疑似或确诊呼吸道病毒性传染病感染患者急诊手术医护人员个人防护设施穿脱流程（附件二）

7. 表单

无。

8. 相关文件

《麻醉科医师赴隔离病区或疑似感染病例急诊插管预案》(附件三)

(涂韶松　魏以新)

附件一：手术室急诊手术患者呼吸道病毒性传染病防控期间处置流程

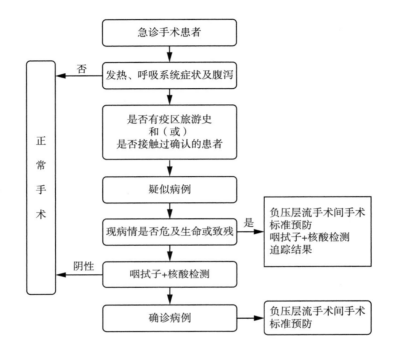

附件二：疑似或确诊呼吸道病毒性传染病感染患者急诊手术医护人员个人防护设施穿脱流程

一、穿防护用品流程

洗手→先戴医用防护口罩→戴帽子→穿防护服→穿鞋套→戴护目镜/防护面屏→戴手套→穿无菌手术衣→戴无菌手套。

二、脱防护用品流程

1. 手术间：摘无菌手套、消毒双手→脱无菌手术衣→摘护目镜/防护面屏→脱防护服/鞋套到一半时脱手套→脱防护服→洗手和(或)手消毒→处置室。

2. 处置室：摘帽子→摘医用防护口罩→洗手和(或)手消毒后(六步洗手法)→换干净工作服→进入清洁区。

附件三：麻醉科医师赴隔离病区或疑似感染病例急诊插管预案

1. 采取三级防护措施

(1)内穿洗手衣或工作服、医用防护口罩、一次性工作帽。

(2)外套一次性防护服、一次性乳胶手套、一次性鞋套。

（3）外戴护目型医用外科口罩或护目镜＋医用防护口罩或全面型呼吸防护器或正压式头套，使用全面型呼吸防护器或正压式头套时无须戴护目镜和医用防护口罩。

（4）穿戴顺序：洗手→先戴医用防护口罩→戴帽子→穿防护服→穿鞋套→戴护目镜/防护面屏→戴手套→穿无菌手术衣→戴无菌手套。

2. 携带全身麻醉诱导用药：建议用丙泊酚、阿片类药物、琥珀胆碱或非除极肌肉松弛药。

3. 携带插管器具：可视喉镜（单独放置），若插管区提供喉镜可不启用，使用后的喉镜返回科室后需充分消毒。

4. 针对所有发热、需要上呼吸机的急诊插管患者，建议快诱导充分肌肉松弛后插管。

5. 诱导前给氧：使用2块湿纱布将患者口鼻盖上，然后以面罩进行给氧。

6. 麻醉诱导：快诱导麻醉插管，应充分肌肉松弛防止呛咳。建议琥珀胆碱＋丙泊酚快诱导，阿片类药物可最后静脉注射，以避免呛咳。90秒后确保自主呼吸完全消失后插管。

7. 脱掉防护用品顺序：脱手套→手消毒→戴手套→摘护目镜/防护面屏→脱隔离衣/防护服到一半时脱手套→手消毒→摘医用防护口罩→手消毒→摘一次性圆帽→手消毒/洗手→更换个人衣物。

8. 防护衣物应丢弃至原地或用双层黄色废物垃圾袋包裹后放置至指定区域。

注意：所有操作完成后务必使用外科七步洗手法进行洗手消毒。

四、紧缺防护用品应急预案

1. 目的

科学防控呼吸道病毒性传染病，结合当前的防护物资紧缺和本院的实际情况，本着节约、高效的原则，规范紧缺防护用品的发放和使用。

2. 范围

全院。

3. 定义

紧缺防护用品指医用外科口罩、防护口罩、防护服、护目镜等，确保将这些供应紧张的物资用在适用的区域范围，或在执行较高风险操作时使用。

4. 职责

4.1　呼吸道病毒性传染病防控应急领导小组：负责全院防护物资分配方案的制订。

4.2　采购中心、设备处、药学部：负责防护用品、设备、消毒物品的采购和发放。

4.3　护理部：对门诊部、隔离病房、市集中隔离点、各病区等部门防控物资需求量进行调查，包括每日工作人员需求量和患者需求量。

4.4　市集中隔离点：专人负责领用、发放、运送，每日清点、上报使用量，护理部根据结余情况及时补给，满足一线人员防护标准。

5. 标准

5.1　特殊岗位和特殊诊疗操作使用的紧缺防护用品

5.1.1　医用外科口罩：物资紧张时期仅限于隔离病区、隔离留观病区、发热门诊、重症监护室、新生儿科、产科病房、门急诊大厅预检分诊、儿科门诊、口腔科门诊、耳鼻咽喉科门诊、内镜中心及医务处、护理部、公共卫生科、院感科、门诊医师、各专科分诊台护士、医技一线窗口岗位人员，以及总值班到高风险岗位时佩戴。物资紧张时期其他岗位医务人员使用一次性医用口罩。

5.1.2　防护口罩：仅限于发热门诊（儿童、成人）、隔离留观病区、隔离病区、检验科核酸检测岗位，院前医生接确诊及高度疑似患者，以及进行采集呼吸道标本、气管插管、气管切开和可能产生气溶胶操作时使用，其他区域或在其他区域诊疗操作时不得使用。

5.1.3　防护服：仅用于隔离留观病区、隔离病区、检验科核酸检测岗位，院前医生接确诊及高度疑似患者时，禁止穿着防护服离开上述区域。其他区域或在其他区域诊疗操作时不得使用防护服。

5.1.4　护目镜：仅限于隔离留观病区、隔离病区、检验科核酸检测岗位，以及进行采集呼吸道标本、气管插管、气管切开及可能出现血液、体液和分泌物喷溅操作时使用，禁止戴着护目镜离开上述区域。护目镜使用后由消毒供应中心集中消毒处置后再复用。

5.1.5　其他未明确列入可使用防护用品的岗位，如有特殊情况需使用紧缺防护用品需向院部申请，由院长、书记或分管疫情防控工作的副院长批准后才可向医疗器械仓库领取。

5.2　发放标准

5.2.1　医用外科口罩、门诊医生、护士由门诊部统一管理发放，根据各专科排班，由分诊护士每天向门诊部领用。其他使用外科口罩的岗位附排班表每周到医疗器械仓库领取，每人每天限发2只。

5.2.2　防护口罩、防护服及护目镜：由门诊部及相关科室护士长根据实际工作需要，附排班表每周到医疗器械仓库领取。

5.3　各科室领取的紧缺防护用品要有专人管理，定量发放，避免随意拿取，禁止防护用品外流和私存。

6. 流程

无。

7. 表单

无。

8. 相关文件

8.1　《突发公共卫生事件应急条例》（2011年1月8日公布并实施）

8.2　《中华人民共和国传染病防治法》（2013年6月29日颁布并实施）

（施建英　廖彩霞）

五、医院突发公共卫生事件应急预案

1. 目的

科学规范、高效有序地开展突发公共卫生事件应急救治工作，确保医院医务人员、员工及患者的健康及生命安全，保障医院安全、有序地开展工作，减少突发公共卫生事件发生时带来的不必要的损失。

2. 范围

全院。

3. 定义

突发公共卫生事件：突然发生的、造成或可能造成社会公众健康严重损害的重大传染病疫情、群体性不明原因疾病、重大食物中毒及其他严重影响公众健康的事件。

4. 职责

4.1　应急管理领导小组：负责统一领导指挥全院突发事件的应急处理。

4.2　应急办公室：医院办公室为日常工作办公室（非工作日时间总值班临时代理应急协调工作）。负责与上级卫生行政部门的联系，监督、协调院内各职能和专业科室的工作。组织有关人员制订应急预案，完善工作流程，负责应急预案的演练和突发性公共卫生事件出现时应急预案的启动。实行紧急医疗救援时调动医院的各级各类人员。

4.3　医务处和护理部：负责组建、管理、培训医疗救治应急队伍，现场指挥调度医疗救治。医务处组织专家会诊、收治协调；护理部根据暴发事件的性质，负责落实消毒、隔离和防护技术。

4.4　院感科：负责培训、监督、指导消毒隔离和院感控制，防止院内交叉感染；指导工作人员做好职业防护工作。

4.5　公共卫生科：负责及时向所有员工通报全球传染病流行趋势，培训员工早期识别传染病的体征、症状及如何早期采取措施；负责疫情的报告，并配合市疾控中心开展流行病学调查、标本采集等工作。

4.6　采购中心和药学部：负责应对突发事件所需设备、救护物资和药品的供应。

4.7　设备处：负责救护设施、设备的维护、保养、调配，保证仪器设备正常运转。

4.8　总务处：负责防护用具供应，病员及工作人员的后勤保障、保卫工作；污水、医疗废物、污染被服的处置工作；转运车辆、人员及病区的消毒工作。

5. 标准

5.1　依据医院突发事件应急风险评估结果，加强突发公共事件应急预案演练，至少每年一次。对演练情况进行汇总、分析，针对存在问题及时改进。

5.2　应急处理

5.2.1　突发事件发生后，医院应急管理领导小组迅速对突发事件进行综合评估，初步判断突发事件的类型，明确是否启动突发事件应急预案。

5.2.2　应急预案启动后，各科室应当根据预案规定的职责要求，服从突发事件应急管理领导小组的统一指挥，立即到达规定岗位，履行职责。

5.2.3　急诊室及门诊各科室应当严格执行"首诊负责制"，对在突发事件中致病的人员提供医疗救护和现场救援。对就诊患者必须接诊治疗，并书写详细、完整的病历记录；对需要转送的患者，应当按照规定将患者及其病历记录转送至接诊的或者指定的医疗机构。并结合疫情，采取相应卫生防护措施，防止交叉感染。

5.2.4　根据突发事件应急处理的需要，应急办公室有权紧急调集人员、储备的物资、交通工具，以及相关设施、设备。

5.2.5　公共卫生科、院感科等部门应当对突发事件现场等采取控制措施，宣传突发事件防治知识，及时对易受感染的人群和其他易受损害的人群采取群体防护等措施。

5.2.6　参加突发事件应急处理的医护人员应当按照突发事件的要求采取防护措施，并在专业人员的指导下进行工作。

5.2.7　医务人员应当配合卫生行政部门或其他部门指定的专业技术机构，开展突发事件的调查、采样、技术分析和检验。

5.2.8　对新发现的突发传染病、不明原因的群体性疾病、重大食物中毒事件，立即上报市卫健委和市疾控中心，并采取控制措施。

5.2.9　对收治的传染病患者、疑似传染病患者，依法报告市卫健委、市疾控中心。对传染病做到早发现、早报告、早隔离、早治疗，切断传播途径，防止扩散。

5.3　突发事件信息报告

5.3.1　有下列情形之一的，应当依据《突发公共卫生事件应急条例》的规定，在2小时内向卫生行政部门报告。

5.3.1.1　发生或者可能发生传染病暴发、流行的。

5.3.1.2　发生或者发现不明原因的群体性疾病的。

5.3.1.3　发生传染病菌种、毒种丢失的。

5.3.1.4　发生或者可能发生重大食物中毒事件的。

5.3.2　传染病疫情突发时，实行"零报告"制度，严格报告程序。接诊医师应立即报告公共卫生科，并按报告时限要求及时向市疾控中心报告，不得缓报和瞒报。

5.4　法律责任

5.4.1　未依照本预案履行报告职责，对突发事件隐瞒、缓报、谎报或者授意他人隐瞒、缓报、谎报的，对当事人及其所在科室、主管部门主要负责人依法给予降级或者撤职处分。

5.4.2　有下列情况之一的，责令改正、通报批评、给予警告；造成传染病传播、流行或者对社会公众健康造成其他严重危害后果的，依法给予开除处分；构成犯罪的，依法追究刑事责任。

5.4.2.1　对疫情畏缩不前或临阵脱逃的。

5.4.2.2　不听指挥、贻误救治时间的。

5.4.2.3　擅离职守或工作消极的。

5.4.2.4　违反规程，草率马虎，操作不当致使防控救治不力导致疫情蔓延、扩散的。

5.4.2.5　拒绝接诊患者的。

5.4.2.6　拒不服从突发事件应急领导小组调度的。

5.4.2.7　泄露秘密或违反国家相关规定的。

6. 流程

6.1　突发公共卫生事件报告流程（附件）

7. 表单

无。

8. 相关文件

8.1 《突发公共卫生事件应急条例》（2011年01月08日起实施）

8.2 《浙江省突发事件应急预案管理实施办法》（浙政办发〔2016〕139号，自2016年11月07日起实施）

8.3 《国家卫生计生委关于印发突发事件卫生应急预案管理办法的通知》（国卫应急发〔2017〕36号，自2017年06月09日起实施）

8.4 《传染病门诊预检分诊管理制度》

8.5 《疑似大量呼吸道传染病收治应急预案》

8.6 《防治人禽流感应急预案》

8.7 《重大食物中毒应急预案》

（曾春来　吴利花）

附件：突发公共卫生事件报告流程

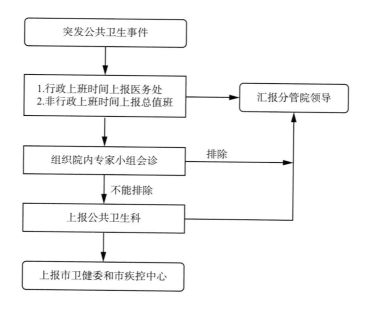

第五章

医院呼吸道病毒性传染病防控演练

一、医院感染暴发应急演练

（普通病区发现呼吸道病毒性传染病疑似聚集病例）

1. 目的

为规范、及时、有效地做好医院感染暴发事件防范和应急处置工作，提高医务人员对医院感染暴发事件的组织指挥、快速响应及处置能力，加强各部门之间的协调配合，最大限度地降低医院感染对患者造成的危害，保障医疗安全，决定于××月××日下午在五官科病房开展医院感染暴发应急处置演练。

2. 组织领导及各部门的职责

为了保障演练活动取得圆满成功，可成立医院感染暴发应急处置模拟演练领导小组，小组成员如下。

2.1　领导小组

2.1.1　组长：分管院感科、公共卫生科副院长。

2.1.2　副组长：院感科科长、公共卫生科科长。

2.1.3　成员：党政综合办、宣传统战处、感染科、五官科、医务处、护理部、检验科、放射科、总务处、采购中心、保卫科、膳食科等职能部门的负责人和科员。

2.2　各部门职责

2.2.1　院感科：联合公共卫生科开展现场流行病学调查；指导医务人员做好职业防护，监督指导现场消毒隔离措施的落实情况；负责医院感染病例信息的收集、整理和上报工作；负责演练的总结分析。

2.2.2　医务处：组织专家会诊，制订诊疗方案。协助开展医院感染暴发调查与控制，负责调配医疗人员对医院感染病例实施医疗救治，包括诊断、治疗、患者转运、监护；并与患者、家属沟通，稳定患者情绪，预防医疗纠纷。

2.2.3　护理部：负责病原学采样、组织消毒隔离防控措施的落实。根据需要调配护理人员，采取消毒隔离措施，做好感染患者的各项护理工作，协助患者转运。

2.2.4　公共卫生科：负责流行病学调查和传染病上报、联系疾控中心、医务人员健康的监测工作。

2.2.5　检验科：负责现场标本的采集及检测，及时准确地做好医院感染病例的病原学检查工作。

2.2.6　总务处：负责环境卫生消毒、医疗废物收集、协助患者转运。

2.2.7　采购中心：负责防护用品的发放。

2.2.8　保卫科：负责维持次序、安保工作、协作患者转运。

2.2.9　膳食科：负责供给食物。

3．演练时间

　　××××年××月××日

4．演练地点

　　五官科病房、会诊区。

5．处置程序

5.1　病例报告

5.2　应急响应

5.3　现场处置

5.4　总结分析

6．具体流程（附件）

6.1　病例报告

6.1.1　××月××日下午护士测体温时（13∶30），发现35床（扁桃体摘除术后第2天）和33床（慢性扁桃体炎）患者体温升高，责任护士立即汇报值班医生，医生马上进行现场评估处理，同时报告科主任。

6.1.2　科主任与护士长立即床旁查看，经检查，35床陪护人员体温也升高。主任考虑到目前正是呼吸道病毒性传染病流行时期，初步判断后考虑疑似呼吸道病毒性传染病聚集发生，立即报告公共卫生科和院感科，公共卫生科立即报告分管院长。

6.1.3　院感科和公共卫生科接报告后立即展开调查（查阅病历、分析病例、查看现场、电话询问值班医生和护士），进行初步排查后判断，2例患者和1例陪护均有发热、干咳，其主管医生也有发热和乏力等症状，疑似呼吸道病毒性传染病医院感染暴发。

6.1.4　院感科科长请示是否立即启动应急预案，同时报告应急办。

6.1.5　分管院长宣布立即启动暴发应急处置预案。

6.1.6　院感科立即组织相关部门（医务、护理、公共卫生、总务、保安、采购、保洁等）根据职责开展工作。

6.1.7　医务处立即组织专家会诊（医生办公室）。

6.2　应急响应

6.2.1　应急领导小组在确定事件2小时内，院感科将本次医院感染暴发事件上报市卫健委，公共卫生科上报市疾控中心。

6.2.2　由分管院长在医生办公室组织技术专家组（分管院长、医务处处长、院感科科长、护理部主任、公共卫生科科长、感染科主任、放射科主任、检验科主任）召开会议。

6.3　现场处置

6.3.1　科室负责人立即通知保卫科，协助管制病区出入口通道。

6.3.2　公共卫生科进行电话流行病学调查。35床陪护人员5天前从意大利回来，未告诉当地社区。

6.3.3　专家会诊，符合疑似病例，立即将这4个人转运到感染科隔离病房，感染科进行咽拭子、血常规采集，送检验科以明确病原学。同时进行肺部CT检查，联系CT室和运送中心，通过污物电梯转运，转运和检查后做好消毒。

6.3.4　医务处负责通知停止接收新患者，并分区隔离管理，尽量减少人员流动，做好密接者的隔离。

6.3.4.1　住院患者由非接触医生接管（可为外援医生），无特殊情况不得外出检查。

6.3.4.2　现场医务人员转移到市集中隔离点观察。

6.3.4.3　其他接触过的医务人员、护工等人员统一安排到市集中隔离点观察。

6.3.4.4　出院的患者转运到市集中隔离点观察至满14天。

6.3.5　落实消毒隔离措施：重新配制消毒液、指导保洁人员做好环境物体表面、床单位的清洁消毒工作、增加速干手消毒液等。

6.3.6　监测采样及检查结果分析，4例人员白细胞计数均不高，淋巴细胞降低，病毒核酸检测阳性，肺部CT有改变。

6.3.7　确认呼吸道病毒性传染病医院感染暴发：专家组讨论得出由陪护人员导致呼吸道病毒性传染病院内感染暴发的结论。

6.3.8　转运定点医院治疗：医务处通知点医院做好接收患者的准备，同时通知急诊室做好转运。

6.3.9　采取相应干预措施：医务处和院感科指导隔离分区，院感科指导病区进一步加强落实消毒隔离防控措施。

6.3.10　结果评估：经过一系列干预措施，2周内没有继续发生新发同类感染病例，其他患者陆续治愈或出院，院感科整理调查经过及资料，撰写调查报告。

6.4　总结分析

6.4.1　各参演科室和观摩人员填写《暴发评估表》。

6.4.2　总结本次演练基本情况。

6.4.3　总结本次演练相关人员到岗和履行职责情况；演练程序实际演练落实情况；演练过程中存在的问题及需要改进的地方。

6.4.4　分管院长就本次院感暴发演练总结发言。

7. 演练结束：历时2小时。

（曾春来　徐丽英）

附件：呼吸道病毒性传染病院感暴发演练报告流程

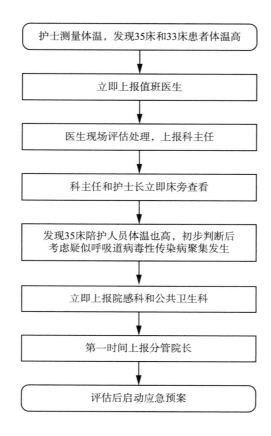

二、产科住院疑似病例应急演练

1. 演练目的

为进一步强化呼吸道病毒性传染病疫情常态化防控措施，提高医务人员防范意识和应急水平，熟练掌握应急处置流程，强化各部门之间的协同配合，提高医院组织、转运能力及各科呼吸道病毒性传染病疫情防控的业务水平，加强医院应对冬春季可能发生的呼吸道病毒性传染病疫情应对处置能力，最大限度地降低医院感染对患者造成的危害，保障医疗安全。

2. 演练时间：××××年××月××日××点。

3. 演练地点：产科病房。

4. 演练内容：1名"孕1产0妊娠33周头位、先兆早产"患者来院就诊，急诊核酸检测阴性，住院3天后出现发热、咳嗽等症状，复测核酸阳性。

　4.1　隔离转运流程。

　4.2　流行病学调查流程。

4.3 呼吸道病毒标本采集送检流程。

4.4 报告流程。

5. 演练要求

5.1 参加演练的人员要严肃认真，统一听从指挥，按照要求做好工作。

5.2 各部门要积极配合演练工作，根据需要安排好人员，做到定人、定岗、定责，落实措施，圆满完成演练工作。

6. 演练各部门职责

6.1 总指挥：负责演练过程的统筹安排。

6.2 院感科：指导工作人员做好职业防护，监督指导现场消毒隔离措施的落实情况；负责演练的总结分析。

6.3 医务处：组织专家会诊，制订诊疗方案。负责感染病例信息的收集、整理和上报工作，协助开展感染病例调查与控制，负责调配医务人员对感染病例实施医疗救治，包括诊断、治疗、患者转运、监护，并与患者、家属沟通，稳定患者情绪，预防医疗纠纷。

6.4 护理部：负责病原学采样、组织消毒隔离防控措施的落实。根据需要调配护理人员采取消毒隔离措施，做好感染患者的各项护理工作，协助患者转运。

6.5 公共卫生科：负责传染病网络报告、联系市疾控中心并协助开展现场流行病学调查、医院工作人员健康监测工作。

6.6 检验科：负责现场标本的转运及检测，及时准确地做好感染病例的病原学检查工作。

6.7 总务处：负责环境卫生消毒、医疗废物收集、协助患者转运。

6.8 采购中心：负责防护用品的发放。

6.9 保卫科：负责维持秩序、安保工作、调取监控、协助患者转运。

6.10 食堂：负责供给食物。

7. 具体流程

7.1 ××时××分发现疫情

7.1.1 1例"孕1产0妊娠33周头位、先兆早产"患者（10床）于××月××日××点急诊入院，体温正常，无咳嗽、咳痰等呼吸道症状，急诊核酸检测阴性，收治产科保胎治疗。××月××日××时××分测体温38℃，患者诉有咽痛、咳嗽、咳痰症状。责任护士1汇报日班医生，日班医生马上进行现场评估处理，复查核酸，同时报告科主任，后到达指定地点等待指令。

7.1.2 科主任戴好医用防护口罩立即到床旁查看，追问流行病学史，患者与近期从西班牙回来的亲戚曾有接触，陪护家属也出现低热、乏力现象，高度怀疑呼吸道病毒性传染病病例。

7.2 ××时××分疫情报告

7.2.1 科主任立即报告分管院长和公共卫生科。并安排护士长关好走廊两头的大门，护士长通知责任班护士关闭所有病房空调，暂停使用，并做好标识及解释。

7.2.2　分管院长接到报告后，宣布立即启动应急处置预案，同时报告应急办。

7.2.3　相关部门（医务、护理、院感、公共卫生、总务、保安、采购、保洁等）根据应急处置预案开展工作。

7.3　××时××分疫情处置

7.3.1　医务处处长召集院内专家会诊，符合疑似病例。医务处处长指示科室内所有医务人员及其他在院患者、家属原地等候。科主任电话通知门诊暂停收新患者，并分区隔离管理，尽量减少人员流动。做好密接者的隔离。

（1）住院患者由非接触医生接管（可为外援医生），无特殊情况不得外出检查。

（2）现场密接医务人员转移到市集中隔离点观察。

（3）其他非密接的医务人员、护工等原地隔离，待确诊后统一转移到市集中隔离点观察。

（4）××月××日××时之后出院的患者转运到市集中隔离点观察至满14天。

公共卫生科立即上报市疾控中心，同时网络直报疑似病例，配合疾控中心工作人员进行密切接触者的流行病学调查。排查所有接触该患者的人员，调查包括接触时是否做好有效防护，是否可能存在暴露。

护士长立即电话通知医疗器械仓库准备送核酸采样物资至病区门口，同时通知保卫科协助管制病区出入口通道。

院感科主任指导10床患者的责任医师和护士做好个人防护（戴医用防护口罩、帽子、防护服、鞋套、双层手套），责任护士1进入病房，指导10床、11床患者及陪护人员戴好外科口罩，并给10床、11床患者及陪护人员进行床旁核酸采样、呼吸道病毒抗体、血常规采集等（注意两者之间采样要进行手卫生且更换手套）。做好生物安全箱消毒后送至大门口。医师帮忙开化验单。

护士长准备好2个房间。日班医师将11床患者及陪护人员分别转至单间隔离。

责任护士2、责任护士3分别对该病区所有在院患者、陪护人员及工作人员进行核酸采集并送检（在医师办公室采集医护人员的样本，到床旁采集患者及陪护人员的样本）。其他相关人员根据疾控中心流行病学调查结果再安排采样。

7.3.2　检验科人员做好个人防护（戴医用防护口罩、帽子、手套、穿工作服、隔离衣）至病区门口接收标本。生物安全箱外喷洒消毒，不打开生物安全箱。

检验结果报告：10床患者及其家属病毒核酸检测阳性，白细胞计数均不高，淋巴细胞计数降低；11床患者及其家属核酸检测阴性，血常规正常。

7.3.3　产房班医师及责任护士2将11床患者及其家属转运至感染科继续排查，然后返回产科病房。转运患者前办公班护士电话通知感染科及总务电梯，办公班护士及责任护士3转运前关闭所有病房的门。

7.3.4 结合流行病学史临床表现和核酸结果，医生诊断为确诊病例，公共卫生科进行订正报告。

7.4 ××时××分病例转运

7.4.1 医务处通知市集中救治点做好接收患者准备，通知急诊室调配负压救护车并于外科楼污物电梯处等候，同时与护理部协同做好医务人员调配工作。

7.4.2 日班医师、责任护士1做好个人防护，指导10床患者及其家属戴好外科口罩，保卫科、总务处协助做好污物电梯管控工作，转运患者至负压救护车上，并到集中隔离点隔离。转运床需铺一次性床单。

7.4.3 院感科与护理部协同指导病区做好终末消毒隔离工作，总务处负责公共区域的消毒。责任护士1转送10床患者前做好以下工作。

7.4.3.1 衣服、被褥等纺织品：在收集时应当避免产生气溶胶，建议均按医疗废物集中处理。所有的医疗废物均用双层黄色塑料袋以鹅颈式封扎后放入周转箱，周转箱内、外均要喷洒2000mg/L含氯消毒剂，贴上"呼吸道病毒性传染病"标识。

7.4.3.2 用3%的过氧化氢溶液等超低容量雾化消毒（消毒完毕由责任护士3开窗通风）。在门口贴上封条。

7.4.3.3 电梯停在底层，做好"电梯正在消毒"警示。电梯处置人员做好个人防护（戴医用防护口罩、帽子、鞋套、手套、穿工作服、防护服），对电梯按钮、扶手用75%乙醇擦拭消毒，轿厢壁用75%乙醇或消毒湿巾擦拭消毒；地面用含有效氯1000mg/L的含氯消毒剂擦拭。

7.4.3.4 复用物品：如面罩，使用后喷1000mg/L的含氯消毒剂，放入双层黄色塑料袋送消毒供应中心处理。

8. 演练结束、点评

8.1 各参演科室和观摩人员填写《评估表》。

8.2 总结本次演练基本情况。

8.3 总结本次演练相关人员到岗和履行职责情况、演练程序实际演练落实情况、演练过程中存在的缺陷及需要改进的地方。

8.4 分管院长就本次呼吸道病毒性传染病防控演练总结发言。

（郑荣宗　张淑珍）

三、急诊就诊疑似病例应急演练

1. 演练目的

进一步强化呼吸道病毒性传染病疫情常态化防控措施，提高医务人员防范意识和应急水平，使相关人员熟练掌握应急处置流程，强化各部门之间的协同配合，提高医院组织能力、转运及各科呼吸道病毒性传染病疫情防控的业务水平，加强医院应对冬春季可能发生的呼吸道病毒性传染病疫情应对处置能力，最大限度地降低医院感染对患者造成的危害，保障医疗安全。

2. 演练时间：××××年××月××日××时

3. 演练地点：急诊医学科

4. 演练内容：1名20岁的男性，因发热、剧烈腹痛1天就诊，有高风险地区旅游史。

 4.1　预检分诊。

 4.2　诊治处理及汇报流程。

 4.3　呼吸道病毒标本采集送检流程。

 4.4　仪器设备紧急调配。

5. 演练要求

 5.1　参加演练的人员要严肃认真，统一听从指挥，按照要求做好工作。

 5.2　各部门要积极配合演练工作，根据需要安排好人员，做到定人、定岗、定责，落实措施，圆满完成演练工作。

6. 演练各部门职责

 6.1　总指挥：负责演练过程的统筹安排和演练的总结分析。

 6.2　院感科：指导工作人员做好职业防护，监督指导现场消毒隔离措施的落实情况，负责演练的总结分析。

 6.3　医务处：组织专家会诊，制订诊疗方案。负责感染病例信息的收集、整理和上报工作，协助开展感染病例调查与控制，负责调配医疗人员对感染病例实施医疗救治，包括诊断、治疗、患者转运、监护；并与患者、家属沟通，稳定患者情绪，预防医疗纠纷。

 6.4　护理部：负责病原学采样及运送、组织消毒隔离防控措施的落实。根据需要调配护理人员采取消毒隔离措施，做好感染患者的各项护理工作，协助患者转运。

 6.5　公共卫生科：负责传染病网络报告、联系市疾控中心并协助开展现场流行病学调查、医院工作人员健康监测工作。

 6.6　检验科：负责现场标本的检测，及时准确地做好感染病例的病原学检查工作。

 6.7　总务处：负责环境卫生消毒、医疗废物收集、协助患者转运。

 6.8　采购中心：负责防护用品的发放。

 6.9　保卫科：负责维持秩序、安保工作、调取监控、协助患者转运。

7. 具体流程

 7.1　××时××分发现高风险案例

  7.1.1　一位20岁的男性剧烈腹痛来急诊就诊，在急诊预检初筛时测体温38.5℃，流行病学调查发现其有高风险地区旅游史。

  7.1.2　分诊护士（戴医用防护口罩、帽子、手套、穿工作服、隔离衣）指导患者戴好口罩，护送至隔离抢救间。分诊台护士汇报责任组长，通知值班医生。

 7.2　××时××分诊治处理及汇报

  7.2.1　值班医生汇报急诊值班主任，穿戴三级防护进入隔离抢救间查看患者，开医嘱。

  7.2.2　急诊值班主任汇报科主任，科主任汇报医务处，医务处汇报分管领导。

  7.2.3　责任组长安排责任护士穿戴三级防护进入隔离抢救间护理患者，准备物品，汇报护士长，护士长汇报护理部。通知保卫科协助管制隔离抢救间门口的通道。

7.2.4 责任护士处理医嘱，进行床旁核酸采样、血常规采集等，做好生物安全箱消毒后送至缓冲间。呼叫通讯护士送标本。

7.2.5 通讯护士做好个人防护送标本，生物安全箱外喷洒消毒，不打开生物安全箱。

7.3 ××时××分仪器设备紧急调配

7.3.1 患者血氧饱和度低，面罩吸氧10L/min下氧合难以维持，急诊值班主任穿戴三级防护进入隔离抢救间，予以使用无创呼吸机。

7.3.2 无创呼吸机出现故障时，及时通知设备科维修人员协调备用呼吸机。

7.4 ××时××分转运处理

核酸结果：阴性。护士将患者从隔离抢救间转到急诊抢救室A区。

8. 演练结束、点评

8.1 各参演科室和观摩人员填写《评估表》。

8.2 总结本次演练基本情况。

8.3 总结本次演练相关人员到岗和履行职责情况、演练程序实际演练落实情况、演练过程中存在的缺陷及需要改进的地方。

8.4 分管院长就本次呼吸道病毒性传染病防控演练总结发言。

（涂韶松　潘群婕）